U0212129

高血压患者
自我管理指导手册

编著 | 中国健康教育中心
国家卫生健康委项目资金监管服务中心

人民卫生出版社
·北 京·

图书在版编目（CIP）数据

高血压患者自我管理指导手册 / 中国健康教育中心，国家卫生健康委项目资金监管服务中心编著 . —北京：人民卫生出版社，2021.3（2025.2 重印）

ISBN 978-7-117-31358-2

Ⅰ. ①高… Ⅱ. ①中… ②国… Ⅲ. ①高血压 – 诊疗 – 手册 Ⅳ. ①R544.1-62

中国版本图书馆 CIP 数据核字（2021）第 040131 号

人卫智网	www.ipmph.com	医学教育、学术、考试、健康，购书智慧智能综合服务平台
人卫官网	www.pmph.com	人卫官方资讯发布平台

高血压患者自我管理指导手册

Gaoxueya Huanzhe Ziwo Guanli Zhidao Shouce

编　　著：中国健康教育中心
　　　　　国家卫生健康委项目资金监管服务中心
出版发行：人民卫生出版社（中继线 010-59780011）
地　　址：北京市朝阳区潘家园南里 19 号
邮　　编：100021
E - mail：pmph @ pmph.com
购书热线：010-59787592　010-59787584　010-65264830
印　　刷：北京铭成印刷有限公司
经　　销：新华书店
开　　本：787×1092　1/16　印张：4.5
字　　数：85 千字
版　　次：2021 年 3 月第 1 版
印　　次：2025 年 2 月第 3 次印刷
标准书号：ISBN 978-7-117-31358-2
定　　价：39.00 元

打击盗版举报电话：010-59787491　E-mail：WQ @ pmph.com
质量问题联系电话：010-59787234　E-mail：zhiliang @ pmph.com

《高血压患者自我管理指导手册》
编写委员会

主　任　李长宁　郭弘涛

副主任　张朝阳　宋　军　胡洪波　吴　敬　张　本

委　员　（以姓氏笔画为序）

　　　　王晓华　李方波　李英华　李雨波　陈国永

　　　　侯晓辉　俞　鸯　程玉兰

主　编　程玉兰

副主编　陈国永　侯晓辉　俞　鸯

编　者　（以姓氏笔画为序）

　　　　丁　园　马跃伟　王琛琛　吕书红　刘兆炜　刘荣梅

　　　　刘俊华　刘朝阳　刘童童　刘德平　孙艳丽　李　莉

　　　　李　莹　李雨波　李鹏万　杨红晓　杨国平　杨欣欣

　　　　何景阳　汪　娜　张旭晨　张松献　张炎广　陈国永

　　　　陈悦鑫　陈静宜　季莉莉　周萌雯　厚　磊　侯晓辉

　　　　俞　鸯　姜　垣　洪　忻　聂雪琼　徐静东　高永鑫

　　　　喜　杨　程玉兰　蔡　波

主　审　张朝阳

审　稿　（以姓氏笔画为序）

　　　　孙宁玲　田本淳　汪　宏　郭　岩

3

前言

健康促进与健康教育是卫生健康事业的重要组成部分，是实现乡村振兴战略、健康中国战略目标的重要策略和手段。健康管理是实施健康促进策略的基本途径和具体措施，是新时期卫生健康服务的新模式、新要求。《中华人民共和国基本医疗卫生与健康促进法》要求，公民是自己健康的第一责任人，树立和践行对自己健康负责的健康管理理念，主动学习健康知识，提高健康素养，加强健康管理。健康中国行动、国家基本公共卫生服务项目等要求做好高血压患者健康管理工作。

患者自我管理是健康管理服务的重要组成部分，也是健康管理的重要策略和实现手段，贯穿和融入健康管理的全流程。国内外的大量实践证实，开展患者自我管理能有效提高患者自我管理能力，激发患者的健康责任，培养健康生活方式和良好的自我管理行为，提高患者健康素养，从而实现控制疾病及其并发症的发生、发展，预防小病变大病，降低医疗费用，提高生活质量的目标。调查显示，中国心血管病患病率处于持续上升阶段，推算心血管病现患人数为 3.30 亿，其中高血压现患人数为 2.45 亿。高血压是终身性疾病，需要长期监测和规范治疗。高血压患者的日常行为和自我管理能力是疾病控制能否成功的关键因素，因此，高血压患者做好自我管理非常重要和紧迫。

按照国家卫生健康委的要求，为助力推进乡村振兴和健康中国行动，在国家卫生健康委财务司、基层卫生健康司、国际合作司的指导下，在中国－盖茨基金会农村基本卫生保健项目支持下，中国健康教育中心和国家卫生健康委项目资金监管服务中心合作开发了《高血压患者自我管理指导手册》《糖尿病患者自我管理指导手册》及挂图、卡片等实用、便捷工具。本书是《高血压患者自我管理指导手册》，主要内容包括高血压患者自我管理小组活动和个体化健康指导，将基本知识和实用方法融入参与式、体验式活动中，简单明了，形象直观，易学、易操作，对基层医疗卫生人员、家庭医生签约团队、健康教育人员开展高血压患者健康管理服务和健康教育工作具有参考价值。

本书开发过程中，得到北京大学人民医院、中国疾病预防控制中心、上海市健康促进中心、江苏省疾病预防控制中心健康教育所、江苏省南京市疾病预防控制中心、江苏省南通市疾病预防控制中心、江苏省如东县疾病预防控制中心、河南省疾病预防控制中心、阜外华中心血管病医院、中国－盖茨基金会农村基本卫生保健项目河南省嵩县项目办、河南省嵩县疾病预防控制中心、河南省嵩县人民医院、河南省嵩县中医院等单位的大力支持，在此对参与的机构和专家一并表示衷心的感谢。

由于编写时间仓促，不妥之处在所难免，敬请批评指正。

编者

2021 年 1 月

目录

第一部分　概述

一、健康管理

（一）健康管理定位与内涵

将健康管理定义为以居民为中心，以改善健康为目的，对居民健康进行全面、全程、全周期的监测、评估、干预的循环管理过程（图1）。

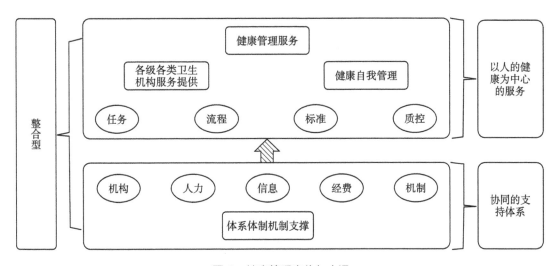

图 1　健康管理定位与内涵

强调健康管理服务是监测、评估、实施干预的全过程。因此，健康管理服务至少应包括：疑似遴选、临床确诊、健康评估、干预方案制定（包含医疗干预和非医疗干预方案）、干预方案实施（包括供方对患者进行院内或院外的临床治疗，以及患者的自我管理）、随访/随诊（包括病情变化和并发症/合并症的监测，以及指导自我管理）、健康再评估等关键环节。患者自我管理是健康管理服务的重要环节。

（二）健康管理服务和质量控制

健康管理服务和质量控制（以下简称"质控"）包含健康管理路径、技术质控结点、管理质控结点三部分。

健康管理路径由 7 个关键环节组成：疑似遴选、临床确诊、健康评估、干预方案制定、干预方案实施、随访 / 随诊、健康再评估。

健康管理技术质控由 6 个技术质控结点组成。技术质控指在关键环节之间通过采用适宜技术对疾病关键指标进行测量，用以控制患者流向及判定患者是否可以进入下一个服务环节，从而预防漏诊、误诊、疾病控制效果不佳、延误急症治疗等风险。

健康管理质量控制由 3 个管理质控结点组成。管理质控是指除对患者提供服务之外，对重点结点实施管理工作的一些要求。通过管理和技术双重质控，保证服务流程运行质量和安全。如慢性病健康管理路径及关键环节流程（图 2）。

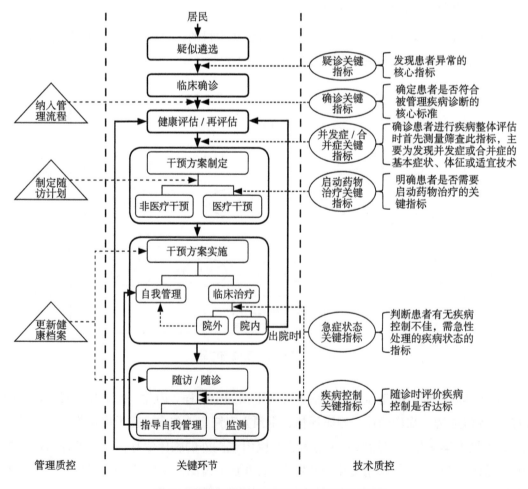

图 2　慢性病健康管理路径及关键环节流程图

（三）基层健康管理服务体系

基层健康管理服务体系是以村卫生室/社区卫生服务站为前哨、乡镇卫生院/社区卫生服务中心为平台、县/区级专业卫生机构为技术支撑。基层健康管理应充分发挥县乡村三级医疗卫生机构的整体作用，真正实现实质的、密切的纵向联通、横向协同，为提高健康管理服务的体系效力，并对服务内容、卫生资源、参与主体、服务体系和支撑机制等进行系统的整合（图3）。

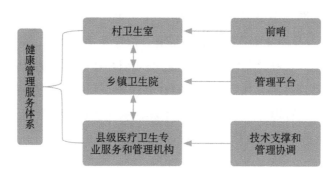

图3 基层健康管理服务体系

基层健康管理服务提供体系中各层级机构职责分工的指导意见如图4：

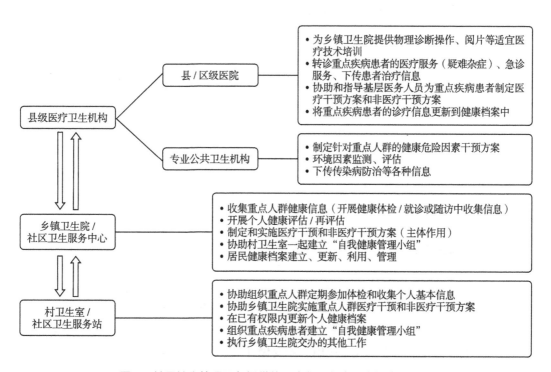

图4 基层健康管理服务提供体系中各级各类卫生机构的职责

二、高血压患者自我管理

（一）内涵

健康管理服务包括7个关键环节：疑似遴选、临床确诊、健康评估、干预方案制定、干预方案实施、随访/随诊、健康再评估。自我管理是健康管理服务的重要组成部分和重要环节，也是健康管理的重要策略和实现手段，贯穿和融入健康管理的全流程。

高血压患者自我管理是指患者在健康管理团队（家庭医生签约团队或医疗卫生人员）的指导和教育下，逐渐增强患者的个人健康责任，变"被动接受医疗服务"为"主动获取健康知识"，了解自身的健康状况、患病情况、治疗及用药情况，识别自身存在的健康危险因素及疾病风险，学习管理自身健康问题的知识和技能，与健康管理团队积极合作，共同制定健康自我管理计划，执行治疗方案和非医疗干预方案，提高依从性，培养健康生活方式和良好的自我管理行为，提高健康素养，从而实现控制疾病及其并发症的发生、发展，预防小病变大病，降低医疗费用，提高生活质量的目标。

（二）目标

让患者充分认识高血压病，学习、理解、掌握有关健康知识，树立正确的健康观念，掌握相关的保健技能，提高依从性和自我管理能力，增强战胜疾病的信心，采纳有利于防控疾病的生活方式，遵医用药，有效控制疾病，提高生活质量。

（三）特点

1. 践行"患者是健康的第一责任人"的健康理念，充分调动患者的积极性，推动人人参与、人人尽力、人人享有，做到"我的健康我管理"。

2. 落实预防为主，推行健康生活方式。

3. 高血压患者是自我管理的主体，全程参与自我管理。

4. 根据每个患者的健康问题、健康危险因素、特点及需求，实施个体化的自我管理，强调针对性、适宜性、可操作性、实用性。

（四）主要内容

1. 学习高血压相关知识

（1）高血压的自然进程、临床表现、危害、预后、治疗方法、用药原则等。

（2）高血压急慢性并发症的预警征象、临床表现、危害、预防措施、治疗方法等。

（3）健康自我管理的重要性、作用，需要做什么、怎么做等。

2. 学习掌握操作技能

（1）自我监测方法，如血压、脉搏、体重、血糖、用药情况监测与记录。

（2）学会看懂自己体检报告的主要检查结果和结论信息。

（3）学习甄别高血压防治相关信息和知识，学习寻医问药技能。

（4）学习健康自我管理的方法，与健康管理团队、自我管理小组成员沟通交流的方法和技巧。

3. 收集整理自己的健康信息

患者平时要主动收集、整理自己的健康信息，知晓自己的健康状况、高血压控制情况、高血压危险因素控制情况、生活方式干预情况；保存好自己的病历、体检报告等资料，便于自己和健康管理团队查阅。

（1）体检结果：身高、体重、腰围、心率、心律、血压、血脂、血糖等；超声波、心电图等。

（2）患病及治疗情况：高血压诊断时间、门诊和住院治疗情况，自我监测情况，用药情况，治疗依从性及影响因素，合并症和并发症诊断及治疗情况等。

（3）高血压危险因素：自身存在哪些高血压危险因素、严重程度、干预和控制情况。

（4）生活方式：自己的生活方式和行为习惯，包括饮食、吸烟、饮酒、运动、睡眠等，存在哪些不健康的生活方式和行为，生活方式干预情况。

4. 与健康管理团队商定健康自我管理行动计划

与健康管理团队和家属一起，根据患者自己高血压危险因素评估的结果、患者的特点和需求等，共同商定患者健康自我管理和生活方式干预年度计划，再分解成季度计划、月度计划、周计划。和健康管理团队签订合约，把周行动计划贴在患者每天都能看到的、醒目的地方。

5. 执行生活方式干预计划

根据与健康管理团队共同制定的生活方式干预计划，学会并实施减盐、减轻体重、戒烟、限制饮酒、心理平衡等生活方式干预（表1）。患者及家属每天记录执行情况、遇到的问题，每天检查执行情况，并及时向健康管理团队反馈执行情况。

表 1　高血压患者生活方式干预内容与目标

内容	目标	可获得的收缩压下降效果
减少钠盐摄入	每人每日食盐摄入量不超过 5g（1 浅啤酒瓶盖） 注意隐性盐的摄入（咸菜、鸡精、酱油等）	2 ～ 8mmHg
减轻体重	BMI < 24kg/m²；腰围 < 90cm（男），腰围 < 85cm（女）	5 ～ 20mmHg/ 减重 10kg
规律运动	中等强度运动，每次 30 分钟，每周 5 ～ 7 次	4 ～ 9mmHg

续表

内容	目标	可获得的收缩压下降效果
戒烟	科学戒烟，避免被动吸烟	/
限制饮酒	每日饮酒限制：白酒＜50ml（1两） 葡萄酒＜200ml，啤酒＜500ml	/
心理平衡	减轻精神压力，保持心情愉悦	/

6. 监测、记录自己的健康状况

根据健康管理方案的要求，监测体重、血压、腰围、用药情况、运动情况等，并记录在自我监测记录册上，供自己和健康管理团队了解疾病管理状况。

7. 与健康管理团队及时沟通

利用定期复查、健康管理团队上门访视的机会，或通过电话、微信公众平台向健康管理团队反馈自己的体检结果、自我监测结果、用药情况，遇到的健康问题，出现的并发症预警征象，及时寻求指导和帮助。

（五）主要方式

1. 参与高血压患者自我管理小组活动

主动参与当地的高血压患者自我管理小组活动，学习高血压防治知识、操作技能，与健康管理团队、病友交流高血压管理与控制经验、面临的问题与困难，交流学习解决问题的实用方法，互相支持和鼓励。

2. 开展自我监测

按要求进行自我监测，并在记录本上记录体重、腰围、血压测量的日期、时间、测量值，了解体重、腰围、血压的波动情况，了解药物治疗和生活方式干预的效果。

3. 遵医嘱服药，定期复查

严格遵医嘱用药，不可自作主张，擅自用药；不可自行停药或减药。按照健康管理方案，定期复查。接受健康管理团队的定期随访，适时调整治疗方案和生活方式干预方案。

4. 实施生活方式干预计划

在健康管理团队的指导下，根据生活方式干预计划，分阶段、有步骤执行生活方式干预的周行动计划，循序渐进、逐步实现生活方式干预和高血压管理目标。

（六）健康管理团队指导患者自我管理的方法

1. 组织开展群体活动

电视、广播、报纸、网络、微信公众平台等大众媒体宣传，义诊咨询活动，宣传栏、横幅、标语等，卫生主题日宣传活动，大课堂，讲座、发放健康传播材料等，广泛宣传健康理念，传播疾病防治知识，倡导健康生活方式。

2. 组织开展患者自我管理小组活动

组织建立患者自我管理小组，基层医疗卫生人员如村医担任小组长，或在健康自我管理较好的患者中选拔、培养小组长，指导小组长组织组员开展小组讨论、小组学习、示范与操作练习、场景模拟与角色扮演、小讲座等活动，学习疾病防治知识、操作技能，交流疾病管理与控制经验，互相情感支持和精神激励，互相监督服药，提高治疗依从性。

3. 开展个体化健康指导

健康管理团队在住院治疗、患者出院时、门诊医疗中，开具患者健康教育处方，发放健康传播材料，对患者进行个体化健康指导和生活方式干预。健康管理团队入户随访、电话咨询、微信咨询时，与患者进行一对一的沟通，针对患者的健康问题和需求提供针对性的健康指导，特别是督促遵医嘱用药及血压自我监测等操作技能指导。

三、本书设计特点

（一）以问题为导向

针对基层糖尿病防治中存在的主要问题，如一些患者健康意识相对比较淡薄，对高血压危害的严重程度重视不够，高血压防治知识和技能比较匮乏，治疗依从性较差，吸烟、过量饮酒、缺乏锻炼、不合理膳食等不健康生活方式相对比较普遍等。

（二）以健康教育理论为指导

为了有效指导患者做好自我管理、改善生活方式，本书以健康信念模型、行为分阶段改变理论、社会认知理论、自我效能理论和 Fogg 行为模型（BJ Fogg Behavior Model）等健康教育理论为理论基础，以高血压领域专业指南为依据，确保科学性。

（三）以满足高血压患者的基本需求为目标

围绕高血压患者应知应会的基本知识和基本技能。基本知识针对性强、重点突出、简单明了，基本技能实用、简单、易学、易操作。

（四）以高血压患者为中心

遵循适宜性和适用性原则，与基层高血压患者的文化水平和理解能力一致，采用直观、形象展现形式，图表多，便于患者理解和掌握，操作方法形式多样、简单易行、容易落地。将高血压防治知识和技能融入参与式、体验式活动中，通过问答、讨论、举例说明、示范、角色扮演、现场操作、健身操现场练习等多种形式让患者充分参与、体验，加强理解和记忆。患者不仅要学习，还要付诸行动，执行生活方式干预计划，把所学的知识和技能落实在行动上。

（五）设身处地为基层医疗卫生人员着想

紧密结合基层医疗卫生人员开展高血压患者健康管理的需要，帮助破解不知道"说什么""怎么说"的难题，活动主题聚焦、针对性强，提供配套的挂图、卡片、小组活动记录本、参与式培训课件等实用、便利工具，方便基层医疗卫生人员学习掌握操作方法，并在实际工作中应用。基层医疗卫生人员掌握这些健康教育方法和技能后，也可因地制宜地应用于高血压防治健康教育讲座、个体化健康指导等健康教育服务中，提升健康教育服务能力和效果。

（六）严格遵循科学规范的开发流程

按照《健康科普信息生成与传播技术指南（试行）》的要求，指导手册开发遵循了科学规范的流程，经过需求评估、专家编写、权威专家审核、现场试用与验证等环节，在需求评估和试用阶段多次征求基层医疗卫生人员和高血压患者的意见和建议，确保科学性、指导性、适宜性、实用性。

四、本书使用说明

（一）使用对象

基层医疗卫生人员、家庭医生签约团队、健康教育人员、志愿者和其他需要的人员。

（二）服务对象

高血压患者及家属、公众。

（三）目的

帮助基层医疗卫生人员了解健康管理和高血压患者自我管理，学习掌握高血压患者自我管理小组活动组织实施的实用方法与技能、个体化健康指导的方法与技能，科学、规范、有效地指导高血压患者做好自我管理，提高治疗依从性，更好地控制高血压，改善生活质量。

（四）主要内容

1. 健康管理的定位、内涵、质量控制、服务体系。

2．高血压患者自我管理内涵、目标、主要内容、主要方式、指导方法等。

3．指导手册使用说明。

4．高血压患者自我管理小组活动组织实施。

5．个体化健康指导方式与方法。

（五）使用方法

1．作为开展高血压患者自我管理和健康教育等工作的指导用书，需要的医疗卫生人员、志愿者等可自学。

2．作为高血压患者自我管理工作人员的培训教材，工作人员培训时使用。

3．开展活动时，配合使用与本书配套的挂图、卡片、小组活动记录本、健康教育处方等辅助工具，工作更便捷。

第二部分　高血压患者自我管理小组活动

一、概述

（一）目标

高血压患者通过 6 次系统、规范的自我管理小组活动，掌握一系列必要的、基本的自我管理知识和技能，提高患者及其家属的自我管理能力，激发患者的主观能动性，使患者从被动接受治疗和服务转变为主动参与，增强健康意识，提高依从性，改变不健康的行为，培养健康生活方式，最终实现控制高血压、提高生活质量的目的。

（二）主要内容

本书中的高血压患者自我管理小组活动包括 6 个模块，属于基础版，针对高血压患者应知应会的基本知识和技能。模块内容可以动态调整，高血压患者掌握了这些基本知识和技能后，可以扩展学习其他所需要的高血压防治知识与技能。

每个模块的活动安排供参考，各小组可以根据组员的健康危险因素、已掌握的知识与技能等具体情况选取活动内容和形式，进行灵活安排。

模块一　了解高血压的自我管理

模块二　遵医嘱用药

模块三　减少盐摄入

模块四　适量运动

模块五　控制体重

模块六　保持良好心态

主要包括以下内容：

1. 高血压防治知识

（1）高血压的诊断标准、症状、危险因素、危害等；

（2）减少钠盐摄入；

（3）减轻体重；

（4）规律运动；

（5）戒烟限酒；

（6）心理平衡；

（7）药物治疗。

2．自我管理技能

（1）制定实施饮食、运动等行动计划；

（2）遵医嘱用药；

（3）学会与组员、医生沟通交流、解决问题；

（4）学会缓解紧张情绪。

（三）具体要求

1．小组活动的参与者与人数

高血压自我管理小组的参与者包括**组长**和**组员**，小组人数以 10～16 人（含 2 个组长）为宜。组长由乡村医生或者社区内高血压自我管理较好的患者担任；组员为社区内的高血压患者，有生活自理能力、病情稳定、无严重的并发症，能够独立与人交流，愿意积极、全程参与小组活动。

2．小组活动的形式

小组活动采用参与式方法，如小组讨论、小组学习、示范与操作练习、场景模拟与角色扮演、小讲座等活动，充分调动组员参与的积极性。为了便于组员交流，桌椅摆成小岛形或圆桌形。每次活动在 2 名组长带领下，按照统一的活动安排和要求，依次完成各项规定的活动内容（图 5）。

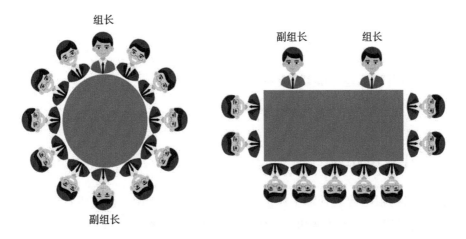

图 5 小组活动的桌椅摆放样图

3．小组活动的时间与频次

为保证小组成员的依从性和较高的出勤率，开展小组活动时应根据当地的季节、气候、天气等具体特点制定活动计划，**每两周或每个月开展 1 次活动**，至少每两个月开展一次活动。每次活动 1.5 小时左右，通常包含 4～6 个小活动，组长可根据活动进展情况安排一次 5～10 分钟的休息。

4．组长与组员职责

（1）**组长**：每个小组设置 2 名组长，组长由乡村医生或者社区内高血压自我管理较好的患者担任，亲和力强，有较强组织沟通能力，热心为患者服务。组长组织开展小组活动之前要参加自我管理小组长培训，经培训、试讲和考核合格后带领组员开展小组活动。组长的具体职责包括：

活动前：①每次活动前做好充分准备，熟悉活动内容，明确两位组长分工；②根据每次活动要求，准备活动所需的视频、音频、播放设备、图片等资料和设备；③做好组员考勤登记，填写有关信息。

活动中：①两位组长按照分工互相配合；②引导组员按步骤依次进行各项活动，合理分配每个小活动时间，按时结束；③鼓励组员积极参与小组活动；④尊重组员，不对其言行进行评判。

活动后：①收集活动资料并保存；②完成小组活动记录表；③积极与小组内组员沟通和交流。

（2）**组员**

1）按时参加每次活动，不缺席，每次课前签到；

2）积极参与小组活动，活动中不理解的地方随时提问；

3）每次活动制定的行动计划认真落实并积极反馈；

4）对活动中学习的新技能至少应用 2 周的时间；

5）积极同小组长和小组成员保持沟通和交流，积极反馈自己的活动需求。

（3）**高血压患者的家属**

1）对患者参加小组活动给予最大的支持；

2）帮助高血压患者理解和实践自我管理技能；

3）协助患者制定每周的行动计划并监督执行。

二、工作要求建议

各地、各机构根据健康管理工作需要和实际情况，组建工作队伍和健康管理团队，明确机构和人员职责，统筹协调相关工作。以下建议供参考。

（一）各级机构职责分工

高血压患者自我管理小组活动是患者自我管理的形式之一，可以配合个体化健康指导等其他形式使用。县乡村医疗卫生机构分工协作、统筹推进，每个地方根据实际情况灵活安排和调整职责分工。

1. 县/区级医疗卫生机构

成立县/区级指导专家组，明确组长和组员的职责；统筹协调县级相关部门、机构和各乡镇，制定全县高血压患者自我管理小组活动的年度计划；组织开展县乡村工作人员高血压患者自我管理小组活动实施技术与方法的培训；为乡镇、街道开展高血压患者自我管理小组活动提供技术支持和技术指导，制定考核评估方案，适时现场督导乡村工作；根据需要组织实施高血压患者自我管理小组活动，指导患者进行自我管理；汇总上报高血压患者自我管理小组活动信息。

2. 乡镇卫生院/社区卫生服务中心

制定本乡镇/街道高血压患者自我管理小组活动的年度计划；组织实施村级工作人员高血压患者自我管理小组活动实施技术与方法的培训；指导村级开展高血压患者自我管理小组活动；根据需要组织实施高血压患者自我管理小组活动；指导高血压患者进行自我管理；汇总上报高血压患者自我管理小组活动信息。

3. 村卫生室/社区卫生服务站

根据安排和要求，参与高血压患者自我管理小组活动实施技术与方法的培训；成立高血压患者自我管理小组；组织开展高血压患者自我管理小组活动；指导高血压患者进行自我管理；记录、整理活动档案；汇总上报高血压患者自我管理小组活动信息。

（二）工作流程

1. 前期准备

（1）确定开展高血压患者自我管理小组活动的乡镇/街道和村/居委会：

根据县/区的工作需要和执行能力，确定开展高血压患者自我管理小组活动的范围和规模，是全县/区铺开还是先在部分乡镇/街道和村/居委会试点、再推广。确定开展高血压患者自我管理小组活动的乡镇和村名单。

（2）人员培训：

根据需要，邀请国家级、省级或市级熟悉高血压患者自我管理、有经验的专家，依据高血压患者自我管理小组活动指导手册，对县、乡、村工作人员进行高血压患者自我管理小组活动实施技术与方法的培训，提高工作人员对患者自我管理的服务能力与指导能力。

（3）成立高血压患者自我管理小组：

在选取的村/居委会按要求成立高血压患者自我管理小组，培训、考核、任命组长，动员、招募组员。

（4）辅助工具与材料准备：

提前准备好开展高血压患者自我管理小组活动所需要的工具和材料，如《高血压患者自我管理指导手册》《高血压患者自我管理指导挂图》《高血压患者自我管理指导卡片》《高血压患者自我管理小组活动记录本》，黑板/白板，签字笔，黑板擦，粉笔或白板笔，白纸等。

（5）基线调查：

有条件的县/区或机构，可选取一定数量的工作人员和高血压患者，进行基线调查（个人访谈、小组访谈、问卷调查等），为小组活动结束后进行干预效果评估提供基础资料。

2．组织开展高血压患者自我管理小组活动

参照本书，根据组员的健康危险因素和具体需求，因地制宜选取模块和活动内容，规范地组织开展小组活动，尽量在半年内完成6次小组活动，以保持适度的干预频率。

3．总结评估

6次小组活动全部结束后，在县/区级医疗卫生机构的组织与指导下，开展活动的乡村对活动开展情况、活动效果进行总结评估，总结成功经验、面临的问题与不足，为后续推广工作提供借鉴和参考。有条件的县/区和机构，可选取一定数量的工作人员和高血压患者，进行干预后调查，评估干预效果。

高血压患者自我管理小组活动效果评估的关键指标如下：

（1）高血压患者自我管理小组活动次数：评估周期内，辖区内高血压患者自我管理小组开展小组活动的次数。

（2）高血压患者自我管理小组活动人次数：评估周期内，辖区内高血压患者参与自我管理小组活动的人次数之和。

（3）高血压患者自我管理小组覆盖率：辖区内参与自我管理小组活动的高血压患者人数与辖区内建档管理的高血压患者人数之比。

（4）高血压核心知识知晓率：调查的高血压患者正确应答的高血压核心知识总题数与调查的高血压患者应知晓的高血压核心知识总题数的比值。

（5）高血压患者健康危险因素减少率：干预后，高血压患者减少的健康危险因素总数与这些患者干预前所持有的健康危险因素总数的比值。

模块一 了解高血压的自我管理

 目标
- 组员相互认识并结伴。
- 了解高血压。
- 了解自我管理。
- 制定行动计划。

 需要准备的材料
- 签字笔、小组活动记录本。
- 挂图、卡片。
- 黑板/白板、粉笔、黑板擦、白板笔。

活动安排
- 单元1：组员互相认识（5分钟）。
- 单元2：了解自我管理（10分钟）。
- 单元3：认识高血压（20分钟）。
- 单元4：我能做什么（20分钟）。
- 单元5：总结和预告（5分钟）。

单元1 组员互相认识

1. 组员签到

当组员来到时，拿出小组活动记录本，请各位组员依次签到（以后每次活动前都要先签到），并询问填写每个组员的基本信息及身高、体重、腰围、血压、空腹血糖、用药情况等。

2. 组长致欢迎辞

组长： 大家好！欢迎参加自我管理小组活动！我是村医×××，她是×××，她是一名高血压患者。我的联系电话是×××××××××××，她的联系电话是×××××××××××，以后大家需要时互相联系。

3. 组员自我介绍

组长： 我们都是一个村的，大家都互相认识吧？如果大家对哪位不熟悉，请他介绍一下自己。

单元2 了解自我管理

1. 组长介绍自我管理

组长： 在座的各位都患了同一种疾病——高血压，都是高血压病友。在接下来的一段时间里，我们将一起开展6次高血压自我管理小组活动，大家共同学习高血压防治知识，交流分享经验，探讨遇到的问题，互相鼓励、互相督促、互相帮助，每个人对自己的健康负责，管理好自己的用药、饮食、运动、情绪，把自己管理血压的事情做好，这样我们就能像健康人一样生活。

2. 组长提出活动要求

组长： 要想把自我管理小组活动做好，我们每个人都要积极参与和支持。对大家提出几点要求，请大家自觉遵守：

（1）按时参加每次活动（如有特殊情况需向组长请假），每次活动前签到，填写有关信息；

（2）对活动中不理解的地方积极提问，大胆说出自己的想法；

（3）尊重其他组员，保护组员的隐私；

（4）完成每次活动布置的作业并积极汇报；

（5）积极跟组长和组员沟通交流。

单元3 认识高血压

1. 讨论学习高血压的诊断标准

组长： 你们都知道自己的血压吗？请说说是多少。（请组员依次说出自己的血压值）

组长： 张大爷、李大妈血压控制得好，在正常范围；李大爷收缩压180mmHg、舒张压110mmHg，血压挺高的。大家知道血压多少就考虑高血压吗？（组员回答）

组长： 大家说的对，收缩压≥140mmHg和/或舒张压≥90mmHg就考虑高血压。如果既往有高血压史，目前正在使用降压药，血压虽然低于140/90mmHg，也诊断为高血压。

2. 讨论学习高血压的症状

组长： 你们患高血压有什么症状？（组员回答，组长在黑板上记录）

组长： 大家说了头晕、头痛、眼花、胸闷、乏力等症状。也有人说没有什么症状。确实有些人患了高血压没有自觉症状，不少患者根本不知道自己血压高，只是体检或偶尔测血压时才发现血压高。一些患者在发生了心脏病、脑卒中、肾衰竭需要透析时才知道自己的血压高，因而高血压也被称为**"无声杀手"**，定期测血压非常重要。没有自觉症状的组员千万不要掉以轻心，要警惕和预防高血压变成心脏病、脑卒中、肾衰竭这样的大病。

3．讨论学习高血压的危害

组长：如果高血压不好好治疗和控制，会给我们带来什么危害？（组员回答，组长在黑板上记录）

组长：大家说了一些，但大家对高血压的危害了解不多，还没有认识到高血压危害的严重性。大家看看这张图（图6），我们一起了解高血压的危害。

- **持续的血压升高会造成心、脑、肾、眼底等重要器官的损害，严重时可能发生脑卒中、心肌梗死、心力衰竭、肾衰竭、失明等严重并发症。**
- **血压越高，病程越长，生活方式越不健康，对身体的损害就越严重，发生心血管病的危险性就越大。**
- **高血压一旦发生心、脑、肾等并发症，后果十分严重，轻者致残，重者致死，医疗费用也比较高，对身体健康和生活质量影响巨大。**

组长：我们周围就有高血压患者发生脑出血而出现偏瘫、不能说话的例子，没法下地干活了，还需要家里人照顾。大家要高度重视高血压，好好控制高血压，避免出现这些严重的并发症，影响健康和生活。

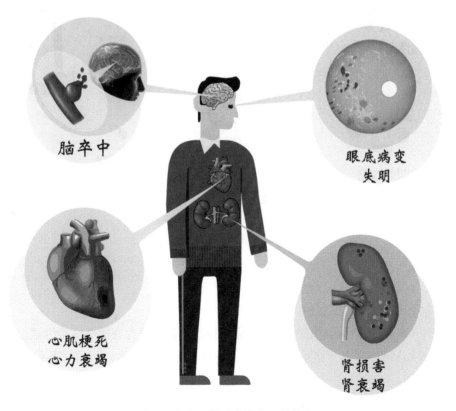

图6 高血压靶器官损害和并发症

4. 讨论学习高血压的危险因素

组长：大家知道高血压是跟我们生活中哪些因素有关吗？（组员回答，组长在黑板上记录）

组长：我们看看这张图（图7），高血压除了跟你们提到的吸烟、肥胖有关，还跟食盐过多、过量饮酒、长期精神紧张、身体活动不足、年龄、高血压家族史有关，跟超重也有关系。高血压是一种"生活方式疾病"，绝大多数高血压的发生与食盐过多、吸烟、过量饮酒、长期精神紧张、身体活动不足等不健康的生活方式有关，不改变这些生活方式就不能有效预防和治疗高血压。

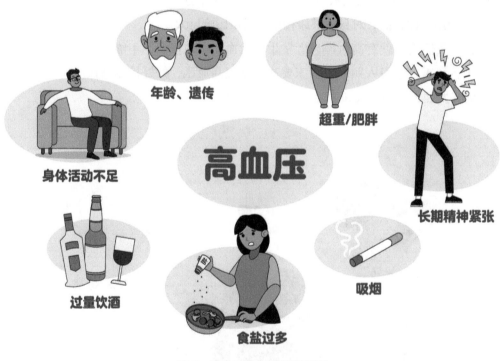

图7　高血压的主要危险因素

5. 组长引导组员识别自身的危险因素

组长：大家对照图7说的这些危险因素，找找你们自己存在哪些危险因素。

组长依次询问组员各种危险因素情况，统计和记录每种危险因素哪些组员有，多少人有，并记录在小组活动记录本中。

- 哪位口味重、吃得比较咸？
- 哪位超重或肥胖？
- 哪位平常吸烟？

- 哪位平常喝酒？每天喝白酒超过 1 两，或者啤酒超过 1 瓶（500ml）？
- 哪位感觉压力大，长期精神紧张？
- 哪位平常身体活动不足（缺乏运动）？
- 哪位男性年龄超过 55 岁？或女性年龄超过 65 岁？
- 哪位父母患高血压（有高血压家族史）？

组长：根据大家的回答，咱们小组中有 × 人平常吃得咸，有 × 人超重、有 × 人肥胖，有 × 人吸烟，有 × 人过量饮酒，有 × 人长期精神紧张，有 × 人身体活动不足，有 × 位男性年龄超过 55 岁或女性年龄超过 65 岁，有 × 人有高血压家族史。有 × 人有两项危险因素，有 × 人有三项危险因素，有 × 人有四项危险因素，有 × 人有五项危险因素……看来大家的高血压危险因素比较多，我们需要行动起来，逐步改变不健康的生活方式，减少危险因素，让自己变得更健康。

单元 4　我能做什么

1. 组员讨论怎么做

组长：刚才大家列出了高血压的危险因素。高血压可防可控，只要大家**严格遵医嘱服药，定期测血压和定期复查，合理饮食，适量运动，戒烟限酒，保持良好心态**，同时做好药物治疗和生活方式干预，就可以控制高血压，享受良好生活。请大家说说为了控制高血压，你打算怎么做？（组员回答，组长在黑板上记录）

组长：大家有了具体打算。从今天开始，每个人拿出实际行动，试试从一件小事做起，如每天坚持服药、每天走路 30 分钟、每天少吃盐，肥胖的人每天少吃一个馒头、少吃 2 两面。请每个人选择一个具体的行动，拿出行动计划——**确定每周做几次、每天什么时间做、做多久或多少**，如每天走路 30 分钟以上，每周 5 次；每天炒菜少放半勺盐；坚持做两周，大家看看效果如何。（组长指导组员讨论确定行动计划，将自己的行动计划填写在小组活动记录本上）

2. 结伴同行

组长：为了很好地完成每个人的行动计划，请组员们两两结对子，互帮互助。大家在组员中有没有特别熟悉或者愿意结伴的人，比如邻居、好友、同事，如果有的话，可以两两结伴。回去后大家每天互相提醒、相互鼓励、相互监督，共同进步。（组长记录组员结对子的情况）

单元 5　总结和预告

1. 组长对本次活动内容——自我管理、高血压的基本知识、行动计划进行简要总

结，学员讨论交流本次活动收获。（组长在黑板上写出要点）

2．预告第二次活动的内容和时间　坚持服药。

3．组长提醒结对子组员每天相互监督按时服药、完成每天行动计划，下次活动要汇报各自计划的完成情况。

4．感谢组员参与活动，整理活动材料，填写小组活动记录本。

模块二 遵医嘱用药

目标

- 认识遵医嘱用药的重要性。
- 认识监测血压的重要性。
- 认识烟草的危害。
- 了解饮酒与血压的关系。

需要准备的材料

- 签字笔、小组活动记录本。
- 挂图、卡片。
- 黑板/白板、粉笔、黑板擦、白板笔。

活动安排

- 单元1：交流与分享（10分钟）。
- 单元2：严格遵医嘱用药（20分钟）。
- 单元3：学习了解血压监测（10分钟）。
- 单元4：戒烟限酒（10分钟）。
- 单元5：我能做什么（10分钟）。
- 单元6：总结和预告（5分钟）。

单元1 交流与分享

1. 组员签到

当组员来到时，拿出小组活动记录本，请各位组员依次签到（以后每次活动前都要先签到），并询问填写每个组员的体重、腰围、血压、空腹血糖、用药情况等。

2. 组员汇报行动计划完成情况

组长：大家好！第二次小组活动开始啦。首先请各位说说上次活动时定的行动计划做得怎么样？（完成、部分完成、未能完成、实施另一个计划，组长在小组活动记录本上记录每位组员的完成情况）

3. 探讨问题

组长：有×位组员没能完成行动计划，能说说遇到什么问题、什么原因吗？（没有完成计划的组员说出问题，组长在黑板上记录）

组长：对他们遇到的问题，大家有什么建议和解决办法？（组员提出建议，组长在黑板上记录）

组长： 你们觉得哪种办法可行，可以回去试试，看看效果如何。

4．分享经验和体会

组长： 有几位组员行动计划完成得挺好，血压也控制地不错，请他们介绍介绍经验和体会。（组员介绍经验，组长在黑板上记录）

组长： 以后每次活动都会请做得好的组员介绍经验，互相帮助。谢谢你们给大家分享经验！希望下次活动时其他人也能分享你们的经验和好的做法。

单元2 严格遵医嘱用药

1．了解血压控制的目标

组长： 大家知道血压控制到多少算达标吗？（组员回答，组长在黑板上记录）

组长： 正确答案是收缩压＜140mmHg且舒张压＜90mmHg。年龄≥80岁且未合并糖尿病或慢性肾脏疾病的患者，降压目标为收缩压＜150mmHg且舒张压＜90mmHg。

> **特别提醒**
>
> 血压要平稳达标，要避免血压下降速度过快或降得过低，以免引起心、脑、肾等重要脏器缺血。

2．了解组员的服药情况

组长： 有哪几位在用降压药？请说说你们的服药情况，包括药物的名称、每天服用几次、每次几片、服药时间等。

组长： 你们每天坚持服药吗？（看看组员是否存在不按时服药、随意停药的现象，组长记录结果）

3．了解随意停药的危害

组长： 高血压不能治愈，需要长期甚至终身服降压药。有人没能坚持天天服药、没能按医嘱服药。大家知道随意停药会有什么危害吗？

组长强调随意停药的危害： 有些患者服药后血压降至正常，就认为高血压已治愈，而自行停药。这是非常有害的做法。停药后，血压会再次升高，血压波动过大，对心、脑、肾靶器官的损害更严重。

> **特别强调**
>
> 每位高血压患者必须遵照医生的处方按时服药；遇到问题，及时与家庭医生签约团队联系，寻求指导和帮助。

4．交流探讨提醒自己按时服药的办法

组长：高血压患者坚持服药很重要，但忙的时候容易忘记服药。请大家说说有什么好办法能提醒自己按时服药？（组员回答，组长在黑板上记录）

组长最后总结补充：

- 家人提醒。
- 结对子组员每天互相提醒服药。
- 设定服药闹钟。
- 将降压药放在水杯边上。
- 准备一个分格药盒，将每天或每周需要服用的药物分装好，每次或每天一格，这样就可以知道每顿或每天的药物是否已经服用了（图8）。
- 制作服药卡片，放在显眼的地方，每次吃完药后就画个记号。

请组员选择一种方法回去试用，下次活动时汇报试用效果。

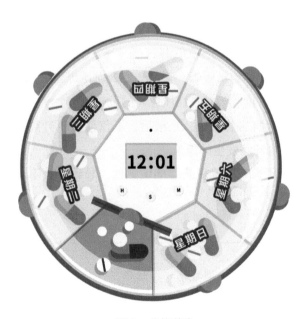

图8　分格药盒

单元3　学习了解血压监测

1．了解组员血压监测情况

组长：大家平常测血压吗？在哪里测？（组员回答，组长在黑板上记录）

组长：看来大家主要在村卫生室测血压，一周测一次。国家基本公共卫生服务项目每年随访高血压患者四次，每次我们会给你们测血压，并记录在随访表上。

2．了解血压监测的好处

组长： 血压监测非常重要。大家知道监测血压有什么好处吗？

- 了解血压水平，及时发现血压波动，是否存在危急情况（如出现收缩压 ≥ 180mmHg 和 / 或舒张压 ≥ 110mmHg）。
- 观察降压药疗效。
- 指导饮食、运动及用药。
- 帮助各项指标达标，预防和延缓并发症的发生和发展。
- 了解血压控制情况，增强控制高血压的信心。

组长： 所以，我们要监测血压，有条件的可以在家里测量，不具备家里测量条件的可以到村卫生室测量。血压达标且稳定者，每周测血压 1 次；血压未达标或不稳定者，应增加测血压的次数。

单元 4　戒烟限酒

1．组长引导组员讨论并认清烟草危害

组长： 咱们组里还有几位组员吸烟，大家知道高血压患者吸烟，有什么危害吗？（对照图 9、图 10，引导组员讨论吸烟对高血压患者的危害）。

- 烟草中的尼古丁等有害物质进入血液后，不仅使血压升高，还增加冠心病、脑卒中、猝死、外周血管病发生的风险。
- 吸烟可降低高血压患者对降压药物的敏感性，导致疗效不理想，甚至需要加大药物剂量。

特别强调

吸烟的高血压患者需要立即戒烟，并远离二手烟。

不吸烟的高血压患者需要远离二手烟。

2．学会应对戒烟后不适感觉

组长： 戒烟后可能出现一些症状，大家要有思想准备，烟瘾越大戒烟后越容易产生不适。不适症状多在戒烟 1～2 周后便会消失。下面一些措施有助于克服戒烟带来的短暂不适：

- 应对戒烟带来的疲倦：小睡片刻，适当增加睡眠时间；
- 应对戒烟带来的紧张不安：健步走，洗热水澡，自我放松；
- 应对戒烟带来的暴躁：告诉身边的人你正在戒烟，请他们谅解；
- 戒烟后体重控制：多吃蔬菜水果等健康食品，进行规律运动，维持健康体重。

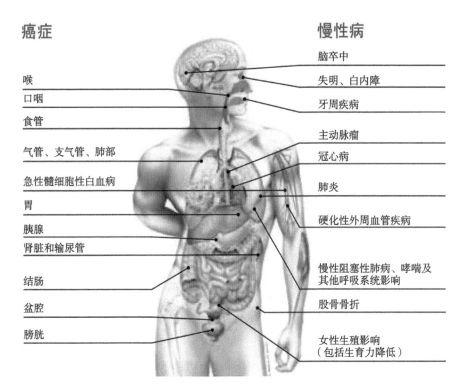

图9 吸烟导致的疾病

图片来源：Office of the Surgeon General. The health consequences of smoking: a report of the Surgeon General. Rockville, MD,Office on Smoking and Health, US Department of Health and Human Services, 2004(http://www.cdc.gov/tobacco/data_statistics/sgr/sgr_2004/index.htm, accessed 19 October 2007)。

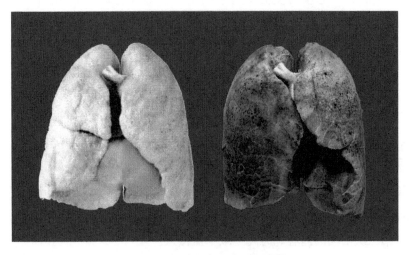

图10 吸烟者与非吸烟者的肺

图片来源：中国疾病预防控制中心控烟办公室。

特别提醒

　　戒烟的组员一定要拒绝可能导致复吸的环境或诱因，比如与吸烟的同伴聚餐、串门时有人给自己递烟，告知大家自己在戒烟，请求支持和理解！

3．了解饮酒与血压的关系

（1）了解过量饮酒的危害

组长：咱们组有几位平时喝酒，大家知道过量饮酒的危害吗？（组员回答，组长在黑板上记录）

组长最后总结补充：

- 过量饮酒可使外周血管收缩，外周血管阻力增加，从而升高血压，尤其是收缩压升高明显。
- 随着饮酒量增多，血压呈逐渐升高的趋势。
- 寒冷季节，大量饮酒会导致血压急剧升高，容易引发脑出血。

（2）了解每日饮酒限制

组长：大家知道饮酒多少算过量吗？每日饮酒限制量：白酒＜50ml（1两），葡萄酒＜200ml，啤酒＜500ml。

大家要互相监督限制饮酒，不要超过每日饮酒限制量，**不要"干杯"或"一口饮"**，不要饮烈酒。

单元5　我能做什么

　　组长：今天大家一起学习交流了遵医嘱用药、血压监测、戒烟限酒的知识和方法。请大家想想后面两周采取什么行动？请每个人选择一个具体的行动，拿出行动计划——确定每周做几次、每天什么时间做、做多久或多少，如每天坚持服药；每周减少喝酒3次，每天从半斤减到2两；每天少抽10根烟，从一包减到10根；坚持做两周，大家看看效果如何。（组长指导组员讨论确定行动计划，将自己的行动计划填写在小组活动记录本上）

单元6　总结和预告

　　1．组长对本次活动内容——遵医嘱用药、血压监测、戒烟限酒进行简要总结，学员讨论交流本次活动收获。

　　2．预告第三次活动的内容和时间　减少盐摄入。

　　3．组长提醒结对子组员每天要相互监督按时服药、完成每天行动计划。

　　4．整理活动材料，填写小组活动记录本。

模块三 减少盐摄入

目标

- 了解高血压患者的饮食注意事项。
- 认识身边的"藏起来的盐"。
- 学会减盐的方法。

需要准备的材料

- 签字笔、小组活动记录本。
- "少吃盐更健康"公益广告、"少吃盐更健康"情景剧、"少吃盐更健康"广播、减盐海报、挂图、卡片。
- 2g 盐勺、限盐罐、啤酒瓶盖。
- 黑板 / 白板、粉笔、黑板擦、白板笔。

活动安排

- 单元 1：交流与分享（10 分钟）。
- 单元 2：掌握高血压患者的饮食注意事项（10 分钟）。
- 单元 3：学习减盐的方法和技巧（25 分钟）。
- 单元 4：我能做什么（10 分钟）。
- 单元 5：总结和预告（5 分钟）。

单元 1 交流与分享

1．组员签到

当组员来到时，拿出小组活动记录本，请各位组员依次签到（以后每次活动前都要先签到），并询问填写每个组员的体重、腰围、血压、空腹血糖、用药情况等。

2．组员汇报行动计划完成情况

组长：大家好！第三次小组活动开始啦！首先请各位说说上次活动时定的行动计划做得怎么样？（完成、部分完成、未能完成、实施另一个计划，组长在小组活动记录本上记录每位组员完成情况）

3．探讨问题

组长：有 × 位组员没能完成行动计划，能说说遇到什么问题、什么原因吗？（没有完成计划的组员说出问题，组长在黑板上记录）

组长：对他们遇到的问题，大家有什么建议和解决办法？（组员提出建议，组长在黑

板上记录）

组长：你们觉得哪种办法可行，可以回去试试，看看效果如何。

4．分享经验和体会

组长：有几位组员行动计划完成得挺好，血压也控制得不错，请他们介绍介绍经验和体会。（组员介绍经验，组长在黑板上记录）

组长：谢谢你们给大家分享经验！希望下次活动时其他人也能分享你们的经验和好的做法。

单元 2　掌握高血压患者的饮食注意事项

1．了解组员的饮食情况

组长："民以食为天"，每天的饮食是我们营养的重要来源。请大家说说昨天吃的什么？吃了多少？（组员回答，组长在黑板上记录）

组长：大家刚才提到了馒头、面条、米饭等主食，肉、鸡蛋、豆腐、鱼等蛋白质，蔬菜和土豆、红薯、山药、玉米，还有苹果、梨、橘子、葡萄等水果。那大家知道高血压患者饮食需要注意什么吗？下面我给大家讲讲。

- 减少盐摄入，鼓励食用低盐、低糖、低脂肪膳食。
- 限制总热量，应减少动物食品和动物油的摄入，烹调油要经常更换种类，食用多种植物油。
- 营养均衡，建议平均每天摄入 12 种以上食物，每周 25 种以上；适量补充瘦肉、蛋类、奶类及豆制品等蛋白质，多食新鲜蔬菜、新鲜水果。

2．找找自己的不良饮食习惯

组长：对照高血压患者饮食注意事项，找找自己有哪些不良饮食习惯。（组员回答，组长在黑板上记录）

组长：大家说了一些，高血压患者常见的不良饮食习惯有以下这些：

- 口味重，喜欢吃咸的食物（咸菜、腌制食品）。
- 馒头、面条等主食吃得多，其他食物吃得少。
- 喜欢吃肥肉，油和动物性脂肪摄入多。
- 喜欢吃细粮（精米精面），不愿意吃粗粮。
- 瘦肉、蛋类、奶类及豆制品等蛋白质摄入少。
- 爱喝饮料，不爱喝白开水。
- 不爱吃蔬菜，不吃水果。
- 暴饮暴食，饥一顿饱一顿，没有定时定量。

如果谁有这些不良饮食习惯，要想办法慢慢改变，逐渐培养好的饮食习惯。

3．用手为参照选择食物

组长： 推荐大家一种简单的方法，看图 11，用手为参照选择食物。

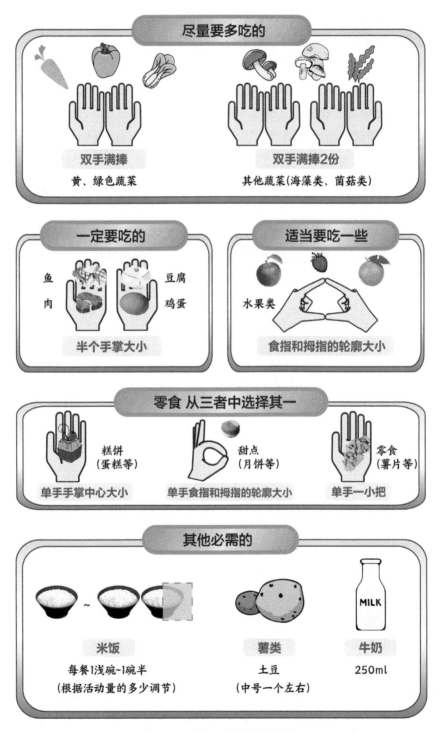

图 11　用手为参照选择食物

单元 3　学习减盐的方法和技巧

1．学习高盐饮食的健康危害

组长： 大家知道高盐饮食有什么危害吗？

- **食盐摄入过多可使血压升高，发生心血管病的风险大大增加。**

2．了解每日食盐摄入推荐量

组长： 大家知道每日食盐摄入推荐量是多少吗？有的说 12g，有的说 9g，有的说 6g。

- **成人每日食盐摄入量不超过 5g。**

3．指导组员使用控盐小工具

组长拿出限盐罐、2g 盐勺（图 12）、啤酒瓶盖、一袋盐，教组员如何使用。

组长： 如果使用 2g 盐勺，一个人一日三餐用盐量共 2 勺半即可；普通啤酒瓶盖去掉胶垫后一浅平盖相当于 5g 盐。每天根据家里几口人吃饭，算出一天共吃多少盐，2 口人 10g、3 口人 15g，早晨放进限盐罐里，炒菜时从盐罐的小孔撒盐，一天用完即可，控制一天的用盐量。大家回去可以试试用盐勺和限盐罐控制每天的用盐量。

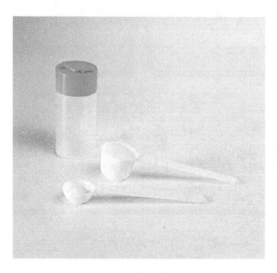

图 12　控盐工具

4．组员分享减盐经验

组长： 请大家说说平常减少烹饪用盐的方法。（组员回答，组长写在黑板上。）

5．学习减盐技巧

根据需要，选择合适的材料，组织组员观看"少吃盐更健康"公益广告、"少吃盐更健康"情景剧，听"少吃盐更健康"广播，看减盐海报（图 13），引导组员讨论学习减盐技巧。

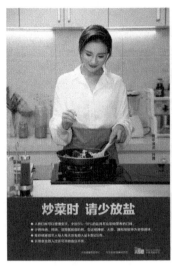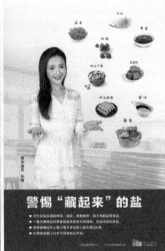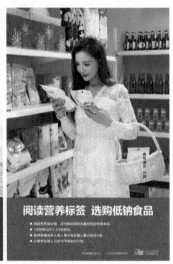

图 13　减盐海报

- 烹调菜肴时
  - 尽可能少放盐；
  - 少使用味精、酱油、豆瓣酱等调味品。
  - 用辣椒、花椒、葱、姜、蒜等调味品及味道浓郁的蔬菜来提味。
  - 出锅前放盐，较少的盐即可有明显的咸味；凉拌菜吃前再放盐。
- 使用控盐工具（限盐罐、盐勺）控制放盐量。
- 少吃榨菜、咸菜和酱制食品，多吃新鲜蔬菜和水果。
- 选购食品，阅读营养成分表，优选低盐食品。
- 多选择新鲜的肉类、鱼类、蛋类，少吃加工食品和罐头食品。
- 在外就餐时，主动要求餐馆少放盐，有条件的尽量选择低盐菜品。
- 警惕"藏起来的盐"
  - 盐可能隐藏在你感觉不到咸的食品中，如方便面、挂面、坚果、面包、饼干、冰激凌等，要警惕这些"藏起来的盐"（图 14），每天 5g 盐也包括它们。

单元 4　我能做什么

组长：今天大家一起学习交流了高血压患者饮食注意事项、减盐的方法和技巧。请大家想想后面两周在减盐方面采取什么行动，逐渐减盐，慢慢养成清淡少盐的口味？请每个人拿出具体的减盐行动计划——确定用什么方法，每周做几次，如每天炒菜少放 3 勺盐，每餐少吃咸菜、腌菜等；坚持做两周，大家看看效果如何。（组长指导组员讨论确定行动计划，将自己的行动计划填写在小组活动记录本上）

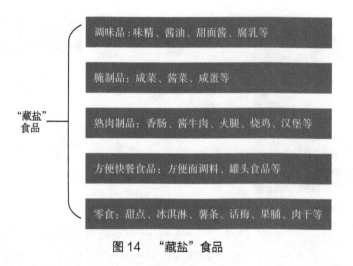

图14 "藏盐"食品

单元5 总结和预告

1. 组长对本次活动内容——高血压患者饮食注意事项、减盐的方法和技巧进行简要总结，学员讨论交流本次活动收获。

2. 预告第四次活动的内容（适量运动）和时间。

3. 组长提醒结对子组员每天要相互监督按时服药、完成每天行动计划。

4. 提醒组员寻找身边藏起来的盐。

5. 整理活动材料，填写小组活动记录本。

模块四 适量运动

目标

- 了解运动的好处和注意事项。
- 学习健身操。
- 掌握健步走的要领。
- 制定运动计划。

需要准备的材料

- 签字笔、小组活动记录本。
- 太极拳和八段锦视频、挂图、卡片。
- 黑板 / 白板、粉笔、黑板擦、白板笔。

活动安排

- 单元 1：交流与分享（10 分钟）。
- 单元 2：了解运动的好处与注意事项（10 分钟）。
- 单元 3：选择适合自己的运动（10 分钟）。
- 单元 4：学习运动技能（20 分钟）。
- 单元 5：我能做什么（10 分钟）。
- 单元 6：总结和预告（5 分钟）。

单元 1 交流与分享

1. 组员签到

当组员来到时，拿出小组活动记录本，请各位组员依次签到（以后每次活动前都要先签到），并询问填写每个组员的体重、腰围、血压、空腹血糖、用药情况等。

2. 组员汇报行动计划完成情况

组长：大家好！今天我们一起进行第四次小组活动。首先请各位说说上次活动时定的减盐行动计划做得怎么样？（完成、部分完成、未能完成、实施另一个计划，组长在小组活动记录本上记录每位组员完成情况）

3. 探讨问题

组长：有 × 位组员没能完成行动计划，能说说遇到什么问题、什么原因吗？（没有完成计划的组员说出问题，组长在黑板上记录）

组长：对他们遇到的问题，大家有什么建议和解决办法？（组员提出建议，组长在黑板上记录）

组长：你们觉得哪种办法可行，可以回去试试，看看效果如何。

4．分享经验和体会

组长：有几位组员行动计划完成得挺好，血压也控制地不错，请他们介绍介绍经验和体会。（组员介绍经验，组长在黑板上记录）

组长：谢谢你们给大家分享经验！希望下次活动时其他人也能分享你们的经验和好的做法。

单元 2 了解运动的好处与注意事项

1．了解组员运动情况

组长：大家每天都在进行一些身体活动，如洗衣、拖地等做家务，步行、骑自行车上下班，干农活和体育锻炼等。大家说说平常做了哪些运动？（组员回答，组长在黑板上记录）

组长：咱们小组多数人能每天进行运动，但有些人运动少。身体活动不足是高血压的主要危险因素，如果身体状况允许，需要适当运动。

2．了解运动的好处

组长：大家知道运动对我们有什么好处吗？（组员回答，组长在黑板上记录）

组长："运动对每个人都有益"，运动有这些好处：

- 增强心肺功能。
- 降低血脂、血压和血糖水平。
- 控制体重，降低肥胖、心血管疾病、2型糖尿病等慢性病的风险。
- 提高骨密度，预防骨质疏松症。
- 缓解压力，改善睡眠，增强体力和信心。

3．了解高血压患者运动注意事项

组长：运动有这么多好处，是不是我们就可以随意运动了？实际上高血压患者运动要适度、量力而行，选择适合自己的活动强度和活动量，运动才能安全有效。

高血压患者在运动方面要特别注意下面这些事项，确保运动的安全：

- 如果患者血压超过180mmHg/110mmHg，或者血压控制不好、波动较大时，应积极接受药物治疗，使血压平稳降低后再进行运动。
- 发生心率异常、心脏衰竭等心血管病变时，必须先接受治疗，病情好转后，再在医生建议下逐步增加运动量。

- 高血压合并冠心病患者，以出汗为运动极限。
- 有些运动会对视网膜病变、足部神经病变、心脏病、高血压、高血脂、吸烟者造成影响，请提前咨询医生。
- 高血压患者不宜做体位变化幅度过大的动作，低头弯腰、屏气用力（如用力搬重物、便秘患者排便时）可能会导致脑血管压力突然增加，或心脏射血阻力增加而诱发脑出血的风险。
- 高血压患者不宜进行剧烈竞争性的运动项目，也要注意在日常生活中避免追赶公交车等行为。
- 人的血压在一天中会有波动，一般来说清晨较高，因此高血压患者应避免在清晨做剧烈的运动。下午或傍晚时分进行锻炼是较好的选择。
- 寒冷的冬天、室内外温差较大的环境会导致血压的波动，患者应及时更换着装，在室内做好热身运动，再进入较寒冷的室外开始运动。

单元3 选择适合自己的运动

1. 了解运动的3个阶段

组长： 每次运动尽可能包括3个阶段：

- 第一阶段：热身。在这个阶段运动强度是逐渐缓慢增加的，广播操是一种非常好的热身运动。
- 第二阶段：耐力运动。健步走、游泳是适合高血压患者耐力锻炼的常见形式。园艺、除草、做家务都是很好的耐力运动。要记住每次耐力运动要持续10～12分钟，才可以获得运动的效果。
- 第三阶段：放松整理运动。耐力锻炼后要做5～10分钟简短的放松整理运动。

2. 了解运动的3个体格健康目标

组长： 运动可以增强我们的柔韧性、力量和耐力，让我们的身体更健康。

- 柔韧性：关节能够在正常的范围内舒适地运动，可以做适度的、柔和的伸展锻炼。
- 力量：需要锻炼肌肉力量，但应避免力量运动时憋气带来的血压快速上升。
- 耐力：耐力锻炼可以使全身得到锻炼，如散步、游泳等。

3. 适宜的运动推荐量

组长： 血压平稳的高血压患者适宜的运动推荐量是步行、慢跑等中等强度运动，每次30分钟，每周5～7次。运动时仍能说话或哼唱歌曲（可能会有少许气喘），说明呼吸顺畅，运动强度适中。请大家根据自己的身体状况选择适合自己的运动方式和运动量。

单元4 学习运动技能

1. 学习健身操

播放视频太极拳或八段锦，组长带领组员学习做操。

2. 学习演练科学健步走

组长： 健步走是非常值得向高血压患者推荐的运动方式。大家看这张图片（图15），我们一起学习健步走的9个要领。（组长逐一讲解和示范，并请组员演练，确保组员掌握）

特别注意

健步走之前做好热身运动，健步走之后要做好整理活动，健步走时要注意补充水分，不要等渴了再喝水。

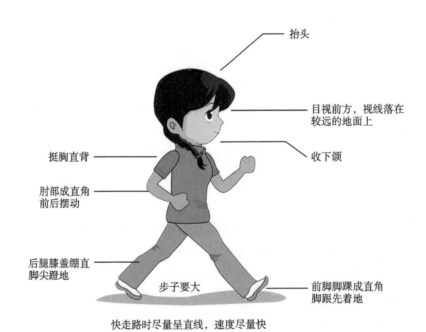

抬头

目视前方，视线落在较远的地面上

收下颌

挺胸直背

肘部成直角前后摆动

后腿膝盖绷直脚尖蹬地

步子要大

前脚脚踝成直角脚跟先着地

快走路时尽量呈直线，速度尽量快

图15 健步走要领示意图

单元5 我能做什么

组长： 今天大家一起学习交流了运动的好处、注意事项、运动方法，请大家想想后面两周在运动方面采取什么行动，逐渐培养良好运动习惯？请每个人拿出具体的运动计划——确定用什么方式，每周做几次，什么时间做，如每天晚上打太极拳30分钟，每天晚上健步走 30 分钟,每天下午练一次八段锦等;坚持做两周,大家看看效果如何。(组长指导组员讨论确定行动计划,将自己的行动计划填写在小组活动记录本上)

单元 6　总结和预告

1. 组长对本次活动内容——运动的好处与注意事项、运动方法进行简要总结,学员讨论交流本次活动收获。

2. 预告第五次活动的内容和时间　控制体重。

3. 组长提醒结对子组员每天要相互监督按时服药、完成每天行动计划。

4. 整理活动材料,填写小组活动记录本。

模块五 控制体重

目标

- 了解肥胖的危害。
- 学习减轻体重方法。
- 学习减油技巧。
- 制定减轻体重计划。

需要准备的材料

- 签字笔、小组活动记录本。
- 腰围尺、挂图、卡片。
- 黑板／白板、粉笔、黑板擦、白板笔。

活动安排

- 单元1：交流与分享（10分钟）。
- 单元2：了解肥胖的危害（15分钟）。
- 单元3：学习减重方法（15分钟）。
- 单元4：学习减油技巧（15分钟）。
- 单元5：我能做什么（10分钟）。
- 单元6：总结和预告（5分钟）。

单元1 交流与分享

1．组员签到

当组员来到时，拿出小组活动记录本，请各位组员依次签到（以后每次活动前都要先签到），并询问填写每个组员的体重、腰围、血压、空腹血糖、用药情况等。

2．组员汇报行动计划完成情况

组长：大家好！今天我们一起进行第五次小组活动。首先请各位说说上次活动时定的运动计划做得怎么样？（完成、部分完成、未能完成、实施另一个计划，组长在小组活动记录本上记录每位组员完成情况）

3．探讨问题

组长：有 × 位组员没能完成运动计划，能说说遇到什么问题、什么原因吗？（没有完成计划的组员说出问题，组长在黑板上记录）

组长：对他们遇到的问题，大家有什么建议和解决办法？（组员提出建议，组长在黑

板上记录）

　　组长：你们觉得哪种办法可行，可以回去试试，看看效果如何。

　　4．分享经验和体会

　　组长：有几位组员运动计划完成得挺好，血压也控制得不错，请他们介绍介绍经验和体会。（组员介绍经验，组长在黑板上记录）

　　组长：谢谢你们给大家分享经验！希望下次活动时其他人也能分享你们的经验和好的做法。

单元2　了解肥胖的危害

　　1．了解自己的体重是否正常

　　组长：刚才各位量了自己的身高、体重，大家知道自己的体重是正常、超重还是肥胖吗？哪位知道如何判定体重是否正常吗？可以用两种方法判定体重是否正常：

　　方法一：先计算标准体重，超出标准体重 10% 为偏重；超出 20% 为肥胖。

　　● 标准体重（kg）＝身高（cm）－105

　　组长指导大家计算自己的标准体重，再判定每个组员体重是否正常，哪些人超重、肥胖，记录下来。

　　方法二：用"体重指数"评价，如图 16 所示。

　　● 体重指数（BMI）＝体重（kg）/ 身高^2（m^2）

　　　▪ 正常范围：18.5 ～ 23.9

　　　▪ 低体重：小于 18.5

　　　▪ 超重：24 ～ 27.9

　　　▪ 肥胖：大于或等于 28

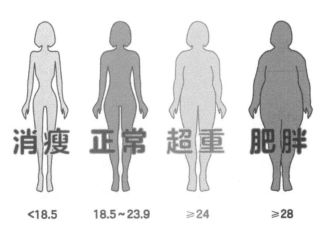

消瘦　　正常　　超重　　肥胖

<18.5　　18.5~23.9　　≥24　　≥28

图 16　体重指数（BMI）标准

组长指导每位组员根据自己的身高和体重，对照图17看看自己是正常、超重、还是肥胖，看看结果跟第一种方法是否一致。

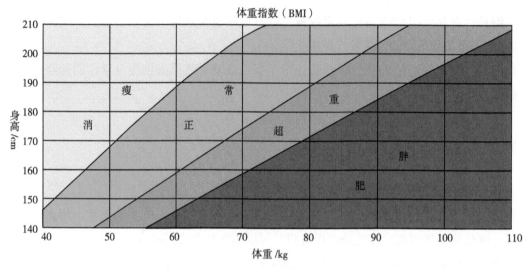

图17 身高－体重对照表

2. 认识肥胖的危害

组长： 咱们组里有几位属于超重和肥胖。大家知道肥胖有什么危害吗？（组员回答，组长在黑板上记录）

组长： 大家说了一些，我再给大家讲讲肥胖的危害：

肥胖本身就是一种慢性病，肥胖可增加高血压、糖尿病、高血脂、动脉粥样硬化、冠心病、缺血性脑卒中、乳腺癌、直肠癌、胆石症、脂肪肝、骨关节病和痛风的患病风险。

组长： 我们身边有一些肥胖的人患各种疾病，大家说说自己认识的人中有哪些肥胖的人患病？患了哪些疾病？（组员说一些身边的例子）

组长： 这些例子说明控制体重很重要，超重或肥胖的组员要想办法控制体重，避免肥胖危害我们的健康。

3. 了解腹型肥胖

（1）了解自己的腰围是否正常

组长： 刚才大家测量了腰围，大家知道自己的腰围正常吗？怎么判断腰围是否超标？

成年人正常腰围：男性小于90cm（2尺7），女性小于85cm（2尺5）。

男性腰围大于或等于90cm，女性腰围大于或等于85cm就可定义为腹型肥胖。腹型肥胖指脂肪主要沉积在腹腔内，表现为腰围增加。

组长： 请大家看看自己是否属于腹型肥胖。（记录腹型肥胖的组员名单）

（2）腹型肥胖的危害

组长：咱们小组有 × 位属于腹型肥胖，大家知道腹型肥胖有什么危害吗？

腹型肥胖的人患高血压、糖尿病、高血脂、胆石症、高尿酸血症等疾病的风险更高，要重视控制腰围。

单元3　学习减重方法

1．了解减轻体重对降血压的好处

组长：大家知道超重或肥胖的高血压患者减轻体重对降血压有什么好处吗？

- 减轻体重有利于高血压的治疗，可明显降低患心血管病的风险。有研究表明，每减少 1kg 体重，收缩压可降低 4mmHg。
- 任何一个超重或肥胖的高血压患者都应该减轻体重。
- 虽然达到标准体重并不是一件容易的事，但只要合理降低体重，哪怕仅仅是小幅度下降，都对血压控制和身体健康有益。

2．分享减轻体重的经验

组长：咱们组里哪位体重减轻了？能给大家讲讲减轻体重的经验吗？（减轻体重的组员介绍经验和方法，组长在黑板上记录）

3．讨论交流减轻体重的方法

组长：谢谢 ××× 的经验分享！其他组员有什么建议？（组员回答，组长在黑板上记录）

组长：大家提出了一些好建议，超重和肥胖的组员可以试试下面的方法：

- 适当限制进食量，做到"食不过量"。
- 参加体育锻炼。
- 每顿少吃一两口。
- 少吃高油、高糖食物。
- 按时吃饭，细嚼慢咽，不要吃得太快，以免无意中摄入过多食物。
- 多吃蔬菜水果。
- 减少在外就餐。

4．强调减轻体重注意事项

组长：减肥不是减得越快、减得越低越好，需要注意：

- 不要把减重目标定得过高，要切实可行。
- 要循序渐进，速度不宜过快（减重速度不超过 1kg/ 周）
- 不要梦想靠单一的节食来减重。
- 要营养均衡，坚持吃多种食物，但需要减少食物的量，尽可能减少脂肪的摄入。

- 一天至少吃三餐。

单元4 学习减油技巧

1．了解组员油摄入情况

组长： 大家平时炒菜放油多吗？用动物油（猪油、牛油等）炒菜吗？经常做油炸菜吗？爱吃肥肉或油炸食品吗？（组员回答，组长在黑板上记录）

组长： 大家知道油摄入量标准码？

油摄入量标准：成人每天烹调油 25 ～ 30g（半两左右）

组长： 大家想想你们每天油摄入量超标了没有。李大爷，您爱吃油大的菜，您每天油摄入量超标了吗？

2．了解组员血脂情况

组长： 大家知道自己的血脂吗？哪些人血脂高？有什么表现（脂肪肝等）？

3．了解油摄入过多的危害

组长： 咱们小组有 × 位血脂高，不少人每天的油摄入量超标，大家知道油摄入过多有什么危害吗？

- 高脂肪、高胆固醇膳食（包括摄入过多的烹调油和动物脂肪）是高脂血症的危险因素。
- 长期血脂异常可引起肥胖、脂肪肝、动脉粥样硬化、冠心病、脑卒中、肾动脉硬化等疾病。

4．讨论交流减油的方法

组长： 油摄入过多会影响我们的健康，我们需要减少油的摄入。大家说说怎么减油？（组员回答，组长在黑板上记录）

组长： 大家提出了一些好的建议，大家回去后可以试试下面的方法：

- 炒菜少放油，每人每天不超过 25g（半两）。可以使用控油壶减少炒菜用油。
- 烹调食物时多用蒸、煮、炖、焖、拌等不用油或少用油的方法。
- 用煎代替油炸。
- 尽量不用动物性脂肪炒菜做饭，吃多种植物油。
- 不吃或少吃油炸食品。
- 不喝菜汤。

单元5 我能做什么

组长： 今天大家一起学习交流了肥胖的危害、减轻体重的方法、减油的技巧，请大家想想后面两周在减轻体重方面采取什么行动？请每个人拿出具体的运动计划——确定用什么方式，每周做几次，什么时间做，如每天炒菜少放一勺油，每周少吃 3 次油炸食品，每天少吃半个馒头等；坚持做两周，大家看看效果如何。（组长指导组员讨论确定行动计划，将自己的行动计划填写在小组活动记录本上）

单元 6　总结和预告

1. 组长对本次活动内容——肥胖的危害、减轻体重的方法、减油的技巧进行简要总结，学员讨论交流本次活动收获。

2. 预告第六次活动的内容和时间　保持良好心态。

3. 组长提醒结对子组员每天要相互监督按时服药、完成每天行动计划。

4. 整理活动材料，填写小组活动记录本。

模块六　保持良好心态

目标

- 了解保持良好心态的好处。
- 掌握缓解紧张情绪、释放压力的方法。
- 学习沟通交流的技巧。

需要准备的材料

- 签字笔、小组活动记录本。
- 挂图、卡片。
- 黑板 / 白板、粉笔、黑板擦、白板笔。

活动安排

- 单元 1：交流与分享（10 分钟）。
- 单元 2：了解情绪紧张的坏处和保持良好心态的好处（5 分钟）。
- 单元 3：讨论学习缓解紧张情绪、释放压力的方法（20 分钟）。
- 单元 4：学习沟通交流技巧（20 分钟）。
- 单元 5：我能做什么（10 分钟）。
- 单元 6：分享收获　展望未来（15 分钟）。

单元1　交流与分享

1. **组员签到**

当组员来到时，拿出小组活动记录本，请各位组员依次签到，并询问填写每个组员的体重、腰围、血压、空腹血糖、用药情况等。

2. **组员汇报行动计划完成情况**

组长：大家好！今天我们进行最后一次小组活动。首先请各位说说上次活动时定的减轻体重行动计划做得怎么样？（完成、部分完成、未能完成、实施另一个计划，组长在小组活动记录本上记录每位组员完成情况）

3. **探讨问题**

组长：有 × 位组员没能完成行动计划，能说说遇到什么问题、什么原因吗？（没有完成计划的组员说出问题，组长在黑板上记录）

组长：对他们遇到的问题，大家有什么建议和解决办法？（组员提出建议，组长在黑板上记录）

组长：你们觉得哪种办法可行，可以回去试试，看看效果如何。

4．分享经验和体会

组长：有几位组员减重计划完成得挺好，血压也控制得不错，请他们介绍介绍经验和体会。（组员介绍经验，组长在黑板上记录）

组长：谢谢你们给大家分享经验！希望以后能听到你们更多有效的做法。

单元2　了解情绪紧张的坏处和保持良好心态的好处

组长：生活中因为情绪紧张甚至失控而发生无法挽回的事情，这样的例子很多，大家都听说过。大家平常的心情如何？大家知道情绪紧张有什么坏处吗？

- 紧张、愤怒、抑郁、烦躁等不良情绪如果长期无法疏解，就会导致血压升高，并增加心脑血管病的风险。
- 如果高血压患者长期处于精神紧张状态，不仅不利于血压的控制，甚至还会导致病情加重。

组长：所以控制情绪、保持良好的心态很重要。

- **积极乐观的心态可以帮助高血压患者缓解负面情绪，减轻精神压力，保持心情愉悦，增强信心，有效控制血压，快乐生活。**

单元3　讨论学习缓解紧张情绪、释放压力的方法

1．组员交流自己精神紧张的原因

组长：请大家说说自己有时候精神紧张的原因，如"我最近血压时高时低，让我很担心"。（组员讲述，组长在黑板／白板上记录）

2．讨论交流缓解压力的方法

组长：大家精神紧张有各种原因，如何缓解紧张情绪、释放压力，大家有什么经验或建议？（组员回答，组长在黑板上记录）

组长：大家有些建议很好，以后大家遇到不开心的事可以试试下面这些方法：

- 跟家人、组员、邻居、朋友聊天。
- 进行体育锻炼。
- 参加唱歌、跳舞等娱乐活动。
- 帮助别人或参加公益活动。

- 收拾房间、做家务。

3．学习缓解压力的方法

（1）深呼吸缓解法——**最简单、最有效的方法**。

深呼吸

- 选择空气新鲜的地方，身体直立，首先缓慢地抬起双臂，同时用鼻子慢慢地吸气，尽量把空气往胸腔吸，直到腹部鼓起来。
- 呼气时，先收缩胸部，再收缩腹部，通过鼻子缓缓地呼气，尽量排出肺内空气，呼气时间要尽量长。
- 反复进行慢吸气、慢呼气，每次 3～5 分钟。
- 保持呼吸柔和平缓，排除杂念，让自己放松，从 1 默数到 100，反复几次，心情很快就会平静下来。

组长讲解深呼吸的操作步骤后，先示范 2～3 次，再带领组员练习 2～3 次。练习时，组长鼓励和表扬积极练习的组员，及时纠正错误，让组员学会正确的操作方法。

（2）转移注意法：暂时忘记不愉快的事，将暂时得不到解决的烦恼事先搁置下来，做一些有把握的、让心情轻松的事，如看电视、做户外运动等，等情绪好转了再处理搁置的事。

（3）情景想象法：通过想象一些宁静的、舒缓的画面或场景，让自己在短时间内放松、休息，缓解紧张情绪、释放压力，也能平心静气。想象的画面和场景可以是草原、森林、蓝天白云、海上日出等，也可以是其他让你心情舒畅的画面。

特别提醒

缓解压力的方法很多，高血压患者在日常生活中可以根据自己的实际情况选择适合自己的方法，并坚持长期运用，逐渐养成积极乐观的心态，积极面对生活和疾病，避免紧张情绪对自身健康产生影响。

单元4 学习沟通交流技巧

1．与家人、朋友沟通交流的技巧

组长：每个人在生活中都不可避免地要与家人、邻居、亲戚、朋友、同事等进行沟通、交流，表达自己对某件事的看法和感受，获得理解和支持。掌握一些有效的沟通技巧，将有利于更加和谐地沟通和交流。常用的沟通技巧包括：

（1）分析辨别，认清问题。弄清楚是什么事情让你感到烦恼，你的感受怎样。

（2）恰当地表达自己的感受。下面两种方法有助于改善和对方的沟通，恰当地表达自己的感受：

- 用"我"语句。例如"我认为自己的话没有人听"比"你从不听我说的话"要好（图18）。

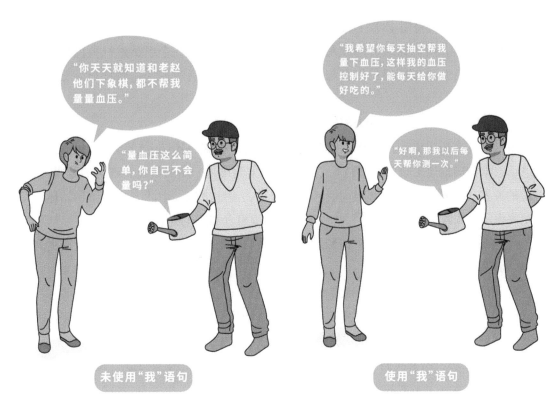

图 18 表达方式比较

- 用"当……时，我担心……"语句。例如"当我不清楚你想吃什么的时候，我担心做的饭菜不合你的胃口。"这样的表达可能更委婉一些。

（3）用心聆听对方说话。有些时候我们还没听清楚别人要说的话便迫不及待地作出回应，容易引起误解。不妨等对方说完以后，听明白对方说的话，稍等几秒钟再回答，这样沟通更顺畅。

（4）复述，请对方核实。用自己的话把听到的内容重复一遍，请对方核实是否是对方想要表达的意思。例如"你刚才说的是让我明天上午陪你去老刘家串门，是吗？"

> **与家人朋友沟通的技巧**
> - 分析辨别，认清问题。
> - 恰当地表达自己的感受。
> - 用心聆听对方说话。
> - 复述，请对方核实。

组长讲解时，可将图 18 贴在黑板／白板上或简要写出来，供组员参考。

组长讲解后，可以让组员们 2 人一组进行演练，或者找几个组员进行角色扮演，学习掌握沟通技巧。并鼓励组员们在与家人、邻居、朋友沟通时使用这些技巧，看看沟通是否更有效了。

2．患者与医生沟通交流的技巧

组长：高血压患者利用就诊、定期复查、家庭医生签约团队上门访视的机会，或通过电话、微信向医生汇报自己的体检结果、自我监测结果、用药情况、遇到的健康问题、出现的并发症预警征象等，询问病情、检查结果、治疗措施、生活方式干预计划等，对控制高血压是非常重要的。掌握一些技巧，有助于患者和医生沟通交流。

- 准备：列出你最关心的事情和问题。如果你有 2 个及以上的问题，可以按优先顺序列出来。
- 询问：逐一向医生询问你准备的问题。
- 重复：在看病讨论的过程中，要将诊断、治疗措施、生活方式干预计划等关键点复述给医生听，及时纠正交流中的误解。
- 采取行动。如果我们不理解医生所说的话，一定要让医生知道。如果可能的话，请医生给一个书面的指导。

3．鼓励组员寻找和利用社区资源

组长：高血压患者知道自己什么时候需要帮助、从哪里能够得到这些帮助是很重要的。可利用的社区资源包括：

- 家人。
- 邻居。
- 亲戚朋友。
- 自我管理小组成员。
- 村医。
- 村委会。
- 家庭医生签约团队医生。

单元5　我能做什么

组长： 今天大家一起学习交流了保持良好心态的好处、释放压力的方法、沟通交流技巧，请大家想想以后用什么方法缓解紧张情绪、释放压力，进行沟通交流？后面两周在高血压控制方面每个人准备做什么？请拿出具体的运动计划——确定用什么方式，每周做几次，什么时间做，如每天炒菜少放一勺盐，每天晚上健步走45分钟，每周少吃3次油炸食品等；坚持做两周，大家看看效果如何。两周后我们要了解大家的完成情况。（组长指导组员讨论确定行动计划，将自己的行动计划填写在小组活动记录本上）

单元6　分享收获　展望未来

1．分享交流收获

组长： 在大家的参与和支持下，我们的6次活动全部结束了。我们在一起学习了高血压自我管理知识和技能，也分享了很多经验，大家互相帮助，取得了一些进步。请大家说说参加患者自我管理小组以来，学会了哪些技能、生活方式发生哪些改变、有什么感受和体会。（组员讲述，组长记录）

组长： 大家逐渐学会了**做自己健康的第一责任人**，自己为自己的健康负责，自己管理自己的血压、自己的健康，也学会了互相帮助、互相支持，增强了控制高血压的信心。我们每个人都有进步，让我们鼓掌庆贺自己取得的成绩！

2．展望未来

组长： **高血压和健康需要终身管理。** 希望大家把所学的知识和技能用在日常生活中，并向周围其他人宣传，让更多的人学会预防控制高血压。希望大家继续坚持按时服药、监测血压、定期复查，坚持减盐减油、适量运动、控制体重、戒烟限酒、保持良好心态等健康生活方式，控制好血压，生活得更好。感谢大家积极支持和参与！以后我们家庭医生签约团队会继续为大家服务，大家有什么问题请与我们联系。

3．整理活动材料，填写小组活动记录本

第三部分　个体化健康指导

健康管理团队或医疗卫生人员在对辖区内的高血压患者进行健康管理时，除了组织开展群体健康教育活动，普及推广高血压防治知识与技能，组织开展高血压患者自我管理小组活动，指导患者进行高血压自我管理，对住院的高血压患者、有三个及以上健康危险因素的高血压患者、血压控制不满意或有并发症的高血压患者，要纳入辖区重点管理高血压患者名单，在住院期间、门诊就诊时或者随访时，针对每个患者的具体问题，进行个体化健康指导，帮助他们减少健康危险因素、血压控制达标，维护健康。

一、住院患者健康指导

高血压患者住院期间是很好的健康指导机会，可以针对每个患者在血压控制方面的具体问题，利用健康大课堂、小讲座、观看视频、发放和讲解折页等健康传播材料、技能示范、操作演练等多种形式，进行用药、血压监测、饮食（减盐、减油）、运动、心理调适等方面的指导。

患者出院时，可以配合医疗处方，针对患者在用药、血糖监测、饮食、运动、心理等方面的问题，利用高血压患者健康教育处方模板，勾选相应的条目，开具个体化的健康教育处方，指导患者坚持服药、监测血压、定期复查、合理膳食、适量运动、控制体重、戒烟限酒、心理平衡。

二、利用健康教育处方进行健康指导

健康管理团队或医疗卫生人员在高血压患者出院时、门诊就诊时，配合医疗处方，针对每位患者的疾病病程、具体的行为危险因素等，开具高血压患者健康教育处方，有针对性地提供健康生活方式指导。

（一）快速评估高血压患者行为危险因素

找到患者最近的个人基本信息表（表2）、健康体检表（表3）、高血压患者随访服务记录表（表4）、年度评估报告、就诊记录、转会诊记录、住院记录等等健康档案资料，查看患者的症状、血压、血糖、身高、体重、腰围、体重指数、血脂、吸烟、饮酒、运动、摄盐情况、心理调整、遵医行为、服药依从性等记录，快速评估患者存在哪些行为危险因素，如高盐饮食、缺乏运动、超重和肥胖、高血压、高血脂、吸烟、过量饮酒、不良情绪和压力；评估患者血压控制情况、用药情况、监测复查情况；是否存在高血压并发症风险或是否有并发症。并做好记录。

高血压患者健康教育处方

姓名：　　　　　　性别：　　　　　　年龄：　　　　　　诊断：

　　高血压是心脑血管疾病最主要的危险因素，容易引发脑卒中、冠心病、心力衰竭、尿毒症等并发症，致残、致死率高。在未使用降压药物的情况下，非同日 3 次测量收缩压 ≥ 140mmHg 和 / 或舒张压 ≥ 90mmHg，可诊断为高血压。如目前正在使用降压药物，血压虽然低于 140/90mmHg，仍应诊断为高血压。

　　高血压主要表现为头晕、头痛、眼花、胸闷、乏力、夜尿多等症状，但有些患者没有自觉症状，因而高血压也被称为"无声杀手"。中年以上人群一定要知道自己的血压水平，特别是在工作紧张、劳累等感觉不舒服时要及时测量血压。

　　高血压的主要危险因素包括：高盐饮食、超重和肥胖、身体活动不足、高血脂、吸烟、过量饮酒、长期精神紧张，以及高龄、遗传因素等。

　　采取健康生活方式，积极治疗，有助于延缓并发症的发生和发展，减轻心、肾、血管等靶器官的损害，促进身体康复，改善生活质量。

健康指导建议（请关注"□"中打"√"条目）

- **健康生活方式**

  □ 少吃咸菜、腌制食品，每日食盐量不超过 5 克。

  □ 多吃新鲜蔬菜、水果和豆类等富钾食物。

  □ 少吃肥肉、动物内脏、油饼、油条等高脂肪食物，炒菜少放油。

  □ 保持健康体重，体重指数应控制在 18.5 ～ 23.9 千克/米^2 [体重指数 = 体重（千克）/身高（米）^{2}]。

  □ 超重或肥胖者要减轻体重。

  □ 不吸烟（吸烟者戒烟）。

  □ 避免接触二手烟。

  □ 不饮酒。

  □ 适量运动。病情稳定者可在医生指导下，根据自己的身体情况，选择散步、慢跑、快步走等轻度到中等强度（微微出汗）的活动。建议尽量保持每周 5 ～ 7 次，每次持续 30 ～ 60 分钟。注意运动安全。

  □ 监测血压。定期监测血压，感觉不舒服时要及时测量血压。

  □ 保证睡眠充足，避免过度劳累。

  □ 保持心情舒畅，情绪稳定，减轻精神压力。

- **治疗与康复**

  □ 遵医嘱坚持长期药物治疗，不要自行停药或调整药物。

  □ 定期复查。在医生指导下定期复查体重、腰围、血压、心率、血糖、血脂等，监测药物不良反应。

  □ 靶器官损害及并发症监测。每年到医院进行高血压靶器官损害及并发症的全面检查，及早发现并及时治疗并发症。

  □ 相关危险因素的处理。合并糖尿病、高血脂等患者应严格控制血糖、血脂。

● **急症处理**

□ 如病情加重，尤其出现下列情况，应尽快到医院就诊：

（1）收缩压≥ 180mmHg 和 / 或舒张压≥ 110mmHg，出现身体不适的症状。

（2）意识改变、剧烈头痛或头晕、恶心呕吐、视物模糊、眼痛、心悸、胸闷、喘憋不能平卧，建议使用急救车转诊。

（3）其他严重情况。

其他指导建议

医生 / 指导人员签名：   咨询电话：   日期：   年   月   日

高血压患者健康教育处方使用说明

★**使用对象**：高血压患者。

★**使用方法**

1. 本处方不能替代医务人员开具的医疗处方，主要用于患者健康生活方式指导。

2. 医务人员应结合患者的病情、健康危险因素等，提供有针对性的健康指导。

表2 个人基本信息表

姓名：　　　　　　　　　　　　　　　　　　　　　　　编号□□□－□□□□□

性　　别	1男 2女 9未说明的性别 0未知的性别　　　□		出生日期	□□□□ □□ □□
身份证号			工作单位	
本人电话		联系人姓名	联系人电话	
常住类型	1户籍　　　2非户籍　　　　　　　□		民　　族	01汉族 99少数民族＿＿＿＿＿□
血　　型	1A型 2B型 3O型 4AB型 5不详 / RH：1阴性 2阳性 3不详　　　　　□ / □			
文化程度	1研究生 2大学本科 3大学专科和专科学校 4中等专业学校 5技工学校 6高中 7初中 8小学 9文盲或半文盲 10不详　　　　　　　　　　　　　　　　□			
职　　业	0国家机关、党群组织、企业、事业单位负责人 1专业技术人员 2办事人员和有关人员 3商业、服务业人员 4农、林、牧、渔、水利业生产人员 5生产、运输设备操作人员 及有关人员 6军人 7不便分类的其他从业人员 8无职业　　　　　　　　　□			
婚姻状况	1未婚 2已婚 3丧偶 4离婚 5未说明的婚姻状况　　　　　　　　　　　□			
医疗费用 支付方式	1城镇职工基本医疗保险 2城镇居民基本医疗保险 3新型农村合作医疗 4贫困救助 5商业医疗保险 6全公费 7全自费 8其他　　　　　　□ / □ / □			
药物过敏史	1无 2青霉素 3磺胺 4链霉素 5其他　　　　　　　　　　□ / □ / □ / □			
暴露史	1无 2化学品 3毒物 4射线　　　　　　　　　　　　　　□ / □ / □			
既 往 史	疾病	1无 2高血压 3糖尿病 4冠心病 5慢性阻塞性肺疾病 6恶性肿瘤＿＿＿ 7脑卒中 8严重精神障碍 9结核病 10肝炎 11其他法定传染病 12职业病＿＿＿ 13其他 □ 确诊时间　　年　月/□ 确诊时间　　年　月/□ 确诊时间　　年　月 □ 确诊时间　　年　月/□ 确诊时间　　年　月/□ 确诊时间　　年　月		
	手术	1无　2有：名称①＿＿＿＿＿时间＿＿＿/名称②＿＿＿＿＿时间＿＿＿□		
	外伤	1无　2有：名称①＿＿＿＿＿时间＿＿＿/名称②＿＿＿＿＿时间＿＿＿□		
	输血	1无　2有：原因①＿＿＿＿＿时间＿＿＿/原因②＿＿＿＿＿时间＿＿＿□		
家族史	父　亲 □/□/□/□/□/□		母　亲 □/□/□/□/□/□	
	兄弟姐妹 □/□/□/□/□/□		子　女 □/□/□/□/□/□	
	1无 2高血压 3糖尿病 4冠心病 5慢性阻塞性肺疾病 6恶性肿瘤 7脑卒中 8严重精神障碍 9结核病 10肝炎 11先天畸形 12其他			
遗传病史	1无　2有：疾病名称＿＿＿＿＿＿＿＿＿＿＿＿＿＿＿＿＿＿＿□			
残疾情况	1无残疾　2视力残疾　3听力残疾　4言语残疾 5肢体残疾　6智力残疾　7精神残疾　8其他残疾　□/□/□/□/□/□			
生活环境*	厨房排风设施	1无　2油烟机　3换气扇　4烟囱　　　　　　　　　　　　　□		
	燃料类型	1液化气　2煤　3天然气　4沼气　5柴火　6其他　　　　　□		
	饮水	1自来水　2经净化过滤的水　3井水　4河湖水　5塘水　6其他　□		
	厕所	1卫生厕所　2一格或二格粪池式　3马桶　4露天粪坑　5简易棚厕　□		
	禽畜栏	1无　2单设　3室内　4室外　　　　　　　　　　　　　　□		

表 3　健康体检表

姓名：　　　　　　　　　　　　　　　　　　　　　　　　编号□□□－□□□□□

体检日期	年　　月　　日		责任医生			
内容	检查项目					
症状	1 无症状　2 头痛　3 头晕　4 心悸　5 胸闷　6 胸痛　7 慢性咳嗽　8 咳痰　9 呼吸困难　10 多饮 11 多尿　12 体重下降　13 乏力　14 关节肿痛　15 视力模糊　16 手脚麻木　17 尿急　18 尿痛 19 便秘　20 腹泻　21 恶心呕吐　22 眼花　23 耳鸣　24 乳房胀痛　25 其他　　　　　　　　　　　　　　　　　　　　□/□/□/□/□/□/□/□/□					

内容	检查项目						
一般状况	体　温		℃	脉　率			次/分钟
	呼吸频率		次/分钟	血　压	左侧	/	mmHg
					右侧	/	mmHg
	身　高		cm	体　重			kg
	腰　围		cm	体重指数（BMI）			kg/m²
	老年人健康状态自我评估*	1 满意　2 基本满意　3 说不清楚　4 不太满意　5 不满意					□
	老年人生活自理能力自我评估*	1 可自理（0～3分）　2 轻度依赖（4～8分）3 中度依赖（9～18分）　4 不能自理（≥19分）					□
	老年人认知功能*	1 粗筛阴性2 粗筛阳性，简易智力状态检查，总分					□
	老年人情感状态*	1 粗筛阴性2 粗筛阳性，老年人抑郁评分检查，总分					□
生活方式	体育锻炼	锻炼频率	1 每天　2 每周一次以上　3 偶尔　4 不锻炼				□
		每次锻炼时间	分钟	坚持锻炼时间			年
		锻炼方式					
	饮食习惯	1 荤素均衡　2 荤食为主　3 素食为主　4 嗜盐　5 嗜油　6 嗜糖					□/□/□
	吸烟情况	吸烟状况	1 从不吸烟　2 已戒烟　3 吸烟				□
		日吸烟量	平均　　　　　支				
		开始吸烟年龄	岁	戒烟年龄		岁	
	饮酒情况	饮酒频率	1 从不　2 偶尔　3 经常　4 每天				□
		日饮酒量	平均　　　　两				
		是否戒酒	1 未戒酒　2 已戒酒，戒酒年龄：　　　岁				□
		开始饮酒年龄	岁	近一年内是否曾醉酒		1 是　2 否	□
		饮酒种类	1 白酒　2 啤酒　3 红酒　4 黄酒　5 其他				□/□/□/□
	职业病危害因素接触史	1 无　2 有（工种　　　　　从业时间　　　　年）毒物种类　粉尘　　　　　　防护措施 1 无　2 有　　　　　　　放射物质　　　　　防护措施 1 无　2 有　　　　　　　物理因素　　　　　防护措施 1 无　2 有　　　　　　　化学物质　　　　　防护措施 1 无　2 有　　　　　　　其他　　　　　　　防护措施 1 无　2 有					□□□□□□

续表

脏器功能	口腔	口唇 1 红润 2 苍白 3 发绀 4 皲裂 5 疱疹	☐
		齿列 1 正常 2 缺齿 —┼— 3 龋齿 —┼— 4 义齿（假牙）—┼—	☐/☐/☐
		咽部 1 无充血 2 充血 3 淋巴滤泡增生	☐
	视力	左眼_____ 右眼_____ （矫正视力：左眼_____ 右眼_____）	
	听力	1 听见 2 听不清或无法听见	☐
	运动功能	1 可顺利完成 2 无法独立完成任何一个动作	☐
查体	眼底*	1 正常 2 异常	☐
	皮肤	1 正常 2 潮红 3 苍白 4 发绀 5 黄染 6 色素沉着 7 其他	☐
	巩膜	1 正常 2 黄染 3 充血 4 其他	☐
	淋巴结	1 未触及 2 锁骨上 3 腋窝 4 其他	☐
	肺	桶状胸：1 否 2 是	☐
		呼吸音：1 正常 2 异常	☐
		啰音：1 无 2 干啰音 3 湿啰音 4 其他	☐
	心脏	心率：_____ 次/分钟　　心律：1 齐 2 不齐 3 绝对不齐	
		杂音：1 无 2 有	☐
	腹部	压痛：1 无 2 有	☐
		包块：1 无 2 有	☐
		肝大：1 无 2 有	☐
		脾大：1 无 2 有	☐
		移动性浊音：1 无 2 有	☐
	下肢水肿	1 无 2 单侧 3 双侧不对称 4 双侧对称	☐
	足背动脉搏动*	1 未触及 2 触及双侧对称 3 触及左侧弱或消失 4 触及右侧弱或消失	☐
	肛门指诊*	1 未及异常 2 触痛 3 包块 4 前列腺异常 5 其他	☐
	乳腺*	1 未见异常 2 乳房切除 3 异常泌乳 4 乳腺包块 5 其他	☐/☐/☐/☐
	妇科* 外阴	1 未见异常 2 异常	☐
	阴道	1 未见异常 2 异常	☐
	宫颈	1 未见异常 2 异常	☐
	宫体	1 未见异常 2 异常	☐
	附件	1 未见异常 2 异常	☐
	其他*		
辅助检查	血常规*	血红蛋白_____ g/L 白细胞_____ ×10⁹/L 血小板_____ ×10⁹/L 其他_____	
	尿常规*	尿蛋白_____ 尿糖_____ 尿酮体_____ 尿潜血_____ 其他_____	
	空腹血糖*	_____ mmol/L 或_____ mg/dL	
	心电图*	1 正常 2 异常	☐

血红蛋白_____ g/L 白细胞_____ $\times 10^9$/L 血小板_____ $\times 10^9$/L

续表

辅助检查	尿微量白蛋白 *	_____ mg/dL				
	大便潜血 *	1 阴性　2 阳性				☐
	糖化血红蛋白 *	_____ %				
	乙型肝炎表面抗原 *	1 阴性　2 阳性				☐
	肝功能 *	血清谷丙转氨酶_____ U/L　　血清谷草转氨酶_____ U/L 白蛋白_____ g/L　　　　　　总胆红素_____ μmol/L 结合胆红素_____ μmol/L				
	肾功能 *	血清肌酐_____ μmol/L　　　血尿素_____ mmol/L 血钾浓度_____ mmol/L　　　血钠浓度_____ mmol/L				
	血脂 *	总胆固醇_____ mmol/L　　　甘油三酯_____ mmol/L 血清低密度脂蛋白胆固醇_____ mmol/L 血清高密度脂蛋白胆固醇_____ mmol/L				
	胸部 X 线片 *	1 正常　2 异常				☐
	B 超 *	腹部 B 超　1 正常　2 异常				☐
		其他　1 正常　2 异常				☐
	宫颈涂片 *	1 正常　2 异常				☐
	其 他 *					
现存主要健康问题	脑血管疾病	1 未发现　2 缺血性卒中　3 脑出血　4 蛛网膜下腔出血　5 短暂性脑缺血发作 6 其他　　　　　　　　　　　　　　　　　　☐ / ☐ / ☐ / ☐ / ☐				
	肾脏疾病	1 未发现　2 糖尿病肾病　3 肾功能衰竭　4 急性肾炎　5 慢性肾炎 6 其他　　　　　　　　　　　　　　　　　　☐ / ☐ / ☐ / ☐ / ☐				
	心脏疾病	1 未发现　2 心肌梗死　3 心绞痛　4 冠状动脉血运重建　5 充血性心力衰竭 6 心前区疼痛　7 其他　　　　　　　　　　　☐ / ☐ / ☐ / ☐ / ☐				
	血管疾病	1 未发现　2 夹层动脉瘤　3 动脉闭塞性疾病　4 其他　　☐ / ☐ / ☐				
	眼部疾病	1 未发现　2 视网膜出血或渗出　3 视乳头水肿　4 白内障 5 其他　　　　　　　　　　　　　　　　　　☐ / ☐ / ☐ / ☐				
	神经系统疾病	1 未发现　2 有				☐
	其他系统疾病	1 未发现　2 有				☐

		入 / 出院日期	原因	医疗机构名称	病案号
住院治疗情况	住院史	/			
		/			
		建 / 撤床日期	原因	医疗机构名称	病案号
	家庭病床史	/			
		/			

续表

	药物名称	用法	用量	用药时间	服药依从性 1 规律　2 间断　3 不服药
主要用药情况	1				
	2				
	3				
	4				
	5				
	6				
非免疫规划预防接种史	名称	接种日期	接种机构		
	1				
	2				
	3				

健康评价	1 体检无异常 2 有异常 异常1 异常2 异常3 异常4 □

健康指导	1 纳入慢性病患者健康管理 2 建议复查 3 建议转诊 　　　　　□ / □ / □	危险因素控制：　　　　　　　　□ / □ / □ / □ / □ / □ / □ 1 戒烟　　2 健康饮酒　　3 饮食　　4 锻炼 5 减体重（目标_____kg） 6 建议接种疫苗 7 其他

表4 高血压患者随访服务记录表

姓名： 编号□□□－□□□□□

随访日期		年 月 日	年 月 日	年 月 日	年 月 日
随访方式		1门诊2家庭3电话□	1门诊2家庭3电话□	1门诊2家庭3电话□	1门诊2家庭3电话□
症状	1无症状 2头痛头晕 3恶心呕吐 4眼花耳鸣 5呼吸困难 6心悸胸闷 7鼻衄出血不止 8四肢发麻 9下肢水肿	□/□/□/□/□/□/□ 其他：	□/□/□/□/□/□/□ 其他：	□/□/□/□/□/□/□ 其他：	□/□/□/□/□/□/□ 其他：
体征	血压/mmHg				
	体重/kg	/	/	/	/
	体重指数（BMI）/（kg·m^{-2}）	/	/	/	/
	心率/（次·分钟$^{-1}$）				
	其他				
生活方式指导	日吸烟量（支）	/	/	/	/
	日饮酒量（两）	/	/	/	/
	运动	次/周 分钟/次 次/周 分钟/次	次/周 分钟/次 次/周 分钟/次	次/周 分钟/次 次/周 分钟/次	次/周 分钟/次 次/周 分钟/次
	摄盐情况（咸淡）	轻/中/重 /轻/中/重	轻/中/重 /轻/中/重	轻/中/重 /轻/中/重	轻/中/重 /轻/中/重
	心理调整	1良好2一般3差□	1良好2一般3差□	1良好2一般3差□	1良好2一般3差□
	遵医行为	1良好2一般3差□	1良好2一般3差□	1良好2一般3差□	1良好2一般3差□
辅助检查*					
服药依从性		1规律2间断3不服药 □	1规律2间断3不服药 □	1规律2间断3不服药 □	1规律2间断3不服药 □
药物不良反应		1无 2有＿＿＿□	1无 2有＿＿＿□	1无 2有＿＿＿□	1无 2有＿＿＿□
此次随访分类		1控制满意2控制不满意3不良反应4并发症 □	1控制满意2控制不满意3不良反应4并发症 □	1控制满意2控制不满意3不良反应4并发症 □	1控制满意2控制不满意3不良反应4并发症 □
用药情况	药物名称1				
	用法用量	每日 次 每次	每日 次 每次	每日 次 每次	每日 次 每次
	药物名称2				
	用法用量	每日 次 每次	每日 次 每次	每日 次 每次	每日 次 每次
	药物名称3				
	用法用量	每日 次 每次	每日 次 每次	每日 次 每次	每日 次 每次
	其他药物				
	用法用量	每日 次 每次	每日 次 每次	每日 次 每次	每日 次 每次
转诊	原因				
	机构及科别				
下次随访日期					
随访医生签名					

（二）开具高血压患者健康教育处方

利用高血压患者健康教育处方模板，针对高血压患者存在的行为危险因素、并发症风险，勾选相应的条目，开具患者个体化健康教育处方，提出具体指导建议，利用高血压患者自我管理指导卡片等材料，对患者和家属进行讲解和指导，叮嘱患者回去后按照指导建议做，家属督促、监督、支持。下次就诊时或随访时，医疗卫生人员询问健康教育处方执行情况、效果，针对患者的情况，再开具新的健康教育处方。这样利用健康教育处方持续跟踪指导高血压患者执行生活方式干预，不断改善生活方式，逐渐养成健康生活方式，提高治疗依从性，有效控制高血压。

健康教育处方的开具和使用情况，建议做好电子版或纸质版记录，以了解每个患者和辖区患者使用情况、效果。

三、随访健康指导

对高血压患者进行随访时，询问了解患者的症状、血压、血糖、身高、体重、腰围、体重指数、血脂、吸烟、饮酒、运动、摄盐情况、心理调整、遵医行为、服药依从性等情况，快速评估患者的行为危险因素、治疗依从性、生活方式现状，针对存在的问题，提出具体指导建议。也可利用高血压患者健康教育处方模板，针对高血压患者存在的行为危险因素、并发症风险，勾选相应的条目，开具患者个体化健康教育处方，利用高血压患者自我管理指导卡片等材料，对患者和家属进行讲解和指导。下次随访或就诊时，医疗卫生人员询问健康教育处方执行情况、效果，针对患者的情况，再开具新的健康教育处方，跟踪指导患者执行持续的生活方式干预。

在高血压患者危险因素快速评估中，将发现的有三个及以上健康危险因素的高血压患者、血压控制不满意或有并发症的高血压患者纳入重点管理人员名单，健康管理团队适当增加随访频次，进行个体化健康指导，利用门诊医疗、住院治疗、入户随访、电话咨询、微信咨询等方式，与患者进行一对一的沟通和指导，针对每个患者的行为危险因素、治疗依从性、生活方式现状和需求提供针对性的健康指导，特别是督促患者遵医嘱用药及指导患者血压自我监测、合理运动、健康食谱制定、并发症预警征象的识别等操作技能，直到患者健康危险因素降到 3 个以下、血压控制符合要求。

利用国家基本公共卫生服务规范（第三版）高血压患者健康管理服务规范中的高血压患者随访服务记录表（表 4），做好每次随访记录。

参考文献

［1］ 国务院新闻办公室.《中国居民营养与慢性病状况报告（2020年）》发布会［A/OL］（2020-12-23）. http://www.scio.gov.cn/xwfbh/xwbfbh/wqfbh/42311/44583/index.htm

［2］ 国家卫生健康委疾控局. 国家卫生健康委疾控局关于开展2020年全国高血压日主题宣传活动的通知［A/OL］.（2020-09-21）. http://www.nhc.gov.cn/jkj/s5878/202009/ad085d4fc46f4b46a5fbf984e1c30 dc3.shtml

［3］ 国家卫生计生委. 国家卫生计生委印发《国家基本公共卫生服务规范（第三版）》［A/OL］.（2017-03-28）. http://www.nhc.gov.cn/jws/s3578/201703/6bd1e336ba3c448f8d03c65a9eff9cf8.shtml

［4］ 中国心血管健康与疾病报告编写组. 中国心血管健康与疾病报告2019概要［J］. 中国循环杂志，2020，35（9）：833-854.

［5］ 国家基本公共卫生服务项目基层高血压管理办公室，基层高血压管理专家委员会. 国家基层高血压防治管理指南（2018）［J］. 中国循环杂志，2017，32（11）：1041-1048.

［6］ 中国营养学会. 中国居民膳食指南（2016）［M］. 北京：人民卫生出版社，2016.

［7］ 中国健康教育中心. 健康教育处方（2020年版）［M］. 北京：人民卫生出版社，2020.

［8］ 中国医师协会高血压专家委员会，中国高血压联盟. 中国高血压患者自我管理标准手册［M］. 北京：中国轻工业出版社，2008.

［9］ 董建群. 慢性病患者自我管理实践——高血压［M］. 北京：人民卫生出版社，2015.

［10］ 张朝阳，俞蓉，陈静宜，等. 基于基本卫生保健的健康管理模式构建探讨［J］. 中华医院管理杂志，2020，36（6）：441-445.

［11］ 王静，蔡虻、苗艳青，等. 慢性病人群健康管理服务规范及支撑体系研究［J］. 中华医院管理杂志，2020，36（6）：446-452.

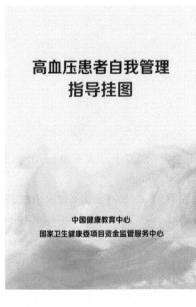

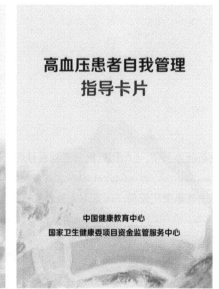

欢迎使用与本指导手册配套的高血压患者自我管理指导挂图、指导卡片！

如果需要指导挂图和指导卡片的印刷文件进行印制，请发电子邮件至 zhgcyl2001@aliyun.com 联系。